いちばんやさしい

管理栄養士国家試験 合格講座

［第3版］

博士(農学) 渡辺睦行 著

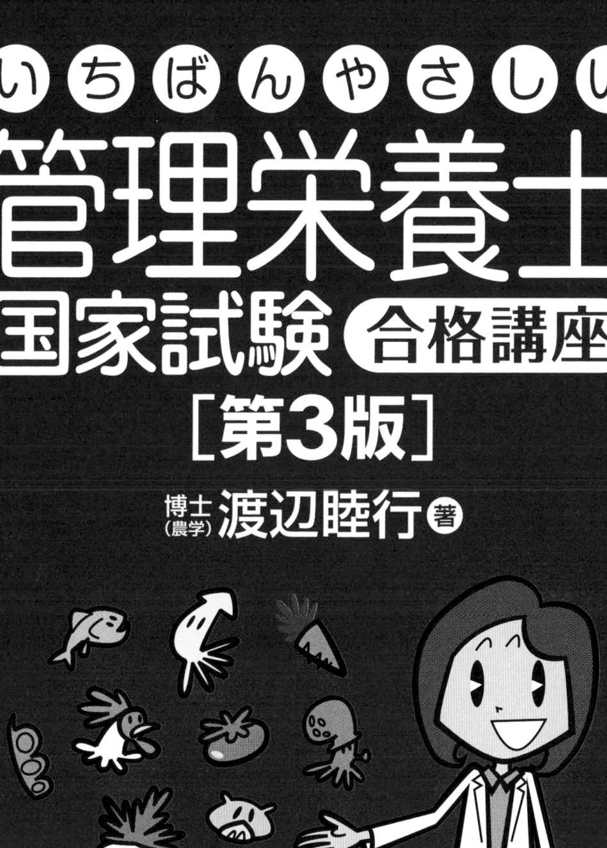

秀和システム

はじめに

管理栄養士は、たくさんある栄養関係の資格の中で最高峰の資格です。管理栄養士の資格を取得した後は、病院に勤務したり、事業所などの食堂で献立を作成したり、保健所などで栄養指導をしたりと活躍することができます。また、管理栄養士の資格そのものを活かさなくても、管理栄養士になるための広範囲な栄養や食品の知識を生かして、一般企業でレシピやメニューの開発、品質管理などを行うこともあります。最近では、フリーの管理栄養士としてブログやYouTubeなどで活躍される方もいらっしゃるようです。

さて、管理栄養士国家試験は年に1回実施されます。マークシートで200問出題されますが、120点以上で合格です。120点以上とれば誰でも合格できるのですから（もちろん出願資格がないといけませんが）、誰かよりも良い点数をとらなくても良い、すなわち、誰かを蹴落とす必要がないわけです。

そこで本書では、合格点（120点）をとるために必要最低限の知識を90講（90日分）にぎゅぎゅっと詰め込みました。そして、いちばんやさしい参考書という名前のとおり、できるだけシンプルにかみくだいて解説しています（ただし、学問的な正確さよりも国家試験で点数をとることに特化していますから、その点にはご留意ください）。

というわけで、本書を手にとっていただきたいのは、「学生時代に勉強したことなど忘れてしまったという働く栄養士さん」「初めて国家試験にチャレンジする働く栄養士さん」「なかなか点数が伸びない学生さん」「国家試験の直前にとりこぼしがないか確認したい皆さん」などです。

まずは、第1章から順番に読み進めてください。「覚える」ことにこだわり過ぎると嫌になってしまいますので、まずは「ふんふんなるほどね」みたいな雰囲気で良いので、最後まで読み切ってみてください。これによって国家試験の全体像がつかめると思います。その後、苦手な章や講を繰り返し勉強することをお勧めします。模試直前や本番直前には、本文中の図表だけをさらっと見直すことも効果的だと思います。

あ、そうだ、スベスベマンジュウガニという人がTwitterで（ほぼ）毎日、国家試験について少しずつ講義をしています。よろしければ訪問してみてください。

それから、（もちろん本書だけでも合格ラインに到達できるように執筆しましたが）余裕のある方は、本書を読み進めると同時に、過去問にもどんどんチャレンジしてみてください。本書でも各講ごとに確認問題を用意していますが、過去問は最高の問題集ですよ。過去問を解いて解説を読むことで、記憶の定着が図れます。

管理栄養士国家試験に合格するということは、皆さんにとって、単に「合格する」というだけでなく、「夢への第一歩」であったり「人生のチャレンジ」であったりするのではないかと思います。本書が、皆さんの夢や人生のちょっとした「お手伝い」となりますように願っています。

2021年2月　著者

いちばんやさしい

管理栄養士国家試験 合格講座

［第3版］

はじめに ……… 3

プロローグ　管理栄養士の資格と国家試験について確認しよう

1　管理栄養士とは ……… 8
2　管理栄養士国家試験とは ……… 9

第1章　生化学基礎栄養学を中心に国家試験の基礎を理解しよう

第1講　糖質って何？ ……… 12
第2講　糖質の代謝① ……… 15
第3講　糖質の代謝② ……… 18
第4講　糖質の代謝③ ……… 21
第5講　脂質って何？ ……… 24
第6講　リポたんぱく質 ……… 29
第7講　脂質の代謝 ……… 34
第8講　コレステロール ……… 37
第9講　たんぱく質って何？ ……… 40
第10講　アミノ酸の代謝 ……… 43
第11講　インスリン ……… 47
第12講　脂溶性ビタミン ……… 51
第13講　水溶性ビタミン ……… 53
第14講　酵素 ……… 57
第15講　消化と吸収 ……… 60

第2章　色々な臓器と病気について勉強しよう

第16講　肝臓の働き① ……… 66
第17講　肝臓の働き② ……… 68
第18講　肝臓の病気 ……… 70
第19講　黄疸 ……… 73
第20講　肝臓が悪い時の食事 ……… 76
第21講　腎臓の働き① ……… 78
第22講　腎臓の働き② ……… 81
第23講　腎臓の病気と腎臓が悪い時の食事 ……… 83
第24講　浸透圧と浮腫 ……… 86
第25講　甲状腺ホルモンと副甲状腺ホルモン ……… 88
第26講　副腎皮質ホルモン ……… 91

第27講　副腎髄質ホルモン …… 93
第28講　副腎皮質・副腎髄質の病気 …… 95
第29講　血圧 …… 97
第30講　逆流性食道炎 …… 99
第31講　胃 …… 101
第32講　大腸の病気 …… 103
第33講　貧血 …… 105
第34講　心臓 …… 107
第35講　肺の病気 …… 109
第36講　痛風 …… 110
第37講　熱中症と脱水 …… 112
第38講　糖尿病 …… 114

第3章　栄養バランスとライフステージごとの身体の特徴を勉強しよう

第39講　基準値を覚えよう① …… 118
第40講　基準値を覚えよう② …… 120
第41講　栄養バランスの基本を覚えよう …… 123
第42講　メタボリックシンドローム …… 126
第43講　脂質異常症 …… 128
第44講　妊婦さん …… 130
第45講　先天性代謝異常 …… 133
第46講　授乳と離乳 …… 135
第47講　幼児期から思春期まで …… 138
第48講　更年期 …… 141
第49講　高齢期 …… 142
第50講　ストレス環境での栄養 …… 144
第51講　基礎代謝とメッツ …… 146
第52講　病気と薬 …… 149
第53講　透析 …… 151
第54講　アシドーシスとアルカローシス …… 153
第55講　水溶性ホルモンと脂溶性ホルモン …… 155
第56講　活動電位 …… 157
第57講　免疫のメカニズム …… 159
第58講　免疫とアレルギー …… 162
第59講　核酸とその代謝 …… 164

第4章　栄養バランスや給食のこと栄養指導のことを勉強しよう

第60講　食事摂取基準① …… 168
第61講　食事摂取基準② …… 170
第62講　特定給食施設 …… 172

第63講　給食のシステム ……… 174
第64講　大量調理施設衛生管理マニュアル ……… 176
第65講　食中毒① ……… 178
第66講　食中毒② ……… 182
第67講　感染症 ……… 184
第68講　行動変容 ……… 186
第69講　学習形態 ……… 188
第70講　栄養教育における色々な評価 ……… 190

第5章　食品成分など暗記するだけで点数になる項目を勉強しよう

第71講　健康増進法と健康日本21（第二次） ……… 194
第72講　人口静態統計と人口動態統計 ……… 196
第73講　保健機能食品と特別用途食品 ……… 198
第74講　食品の表示 ……… 201
第75講　褐変反応 ……… 204
第76講　味や香りの成分 ……… 206
第77講　食品の物性 ……… 208
第78講　色々な糖の構造 ……… 210
第79講　色々な脂質の構造 ……… 212
第80講　油脂と油脂の酸化 ……… 214

第6章　ちょっと理解しにくい項目や栄養政策などを勉強しよう

第81講　食事バランスガイド ……… 218
第82講　健康のための色々な政策① ……… 220
第83講　健康のための色々な政策② ……… 222
第84講　特定健診・特定保健指導 ……… 224
第85講　疫学や調査の進め方 ……… 226
第86講　危険度とオッズ比 ……… 228
第87講　敏感度と特異度 ……… 230
第88講　食事摂取量の測定法 ……… 232
第89講　損益分岐点 ……… 234
第90講　細胞のお話 ……… 236

用語索引 ……… 238

プロローグ

管理栄養士の資格と国家試験について確認しよう

まず、お勉強を始める前に、管理栄養士がどういう資格で、どんな試験が行われるのかを確認しておきましょう。「そんなの知っているよ！」という方は読み飛ばしていただいても結構ですが、見落としたり勘違いしたりしていることがないか、念のため確認してくださいね。もちろん、この内容は試験に出題されるわけではないので、暗記しなくても大丈夫ですよ。

1　管理栄養士とは
2　管理栄養士国家試験とは

1 管理栄養士とは

そもそも、皆さんが目指している「管理栄養士」ってどんな資格なのかご存じですか？なんとなく「栄養士の上級資格でしょ！」というくらいのイメージしか持っていない方もいるかもしれませんね。でも、「管理」の文字が付くか付かないかで、ずいぶん違う資格なんです。

◉管理栄養士は栄養系では唯一の国家資格

管理栄養士は、栄養士法で定められた資格です。栄養士法では、管理栄養士は、厚生労働大臣の免許を受けて、以下の①～③に従事することを業とする者のことであると定められています。

①傷病者に対する療養のため必要な栄養の指導
②個人の身体の状況、栄養状態等に応じた高度の専門的知識及び技術を要する健康の保持増進のための栄養の指導
③特定多数人に対して継続的に食事を供給する施設における利用者の身体の状況、栄養状態、利用の状況等に応じた特別の配慮を必要とする給食管理及びこれらの施設に対する栄養改善上必要な指導

ちなみに、栄養士は栄養士法で「都道府県知事の免許を受けて、栄養士の名称を用いて栄養の指導に従事することを業とする者である」と定められています。つまり、栄養士は都道府県知事の免許を受ける公的資格、管理栄養士は厚生労働大臣の免許を受ける国家資格という点が、大きく違います。

管理栄養士は栄養系では唯一の国家資格ですから、管理栄養士は栄養のプロフェッショナルなんですよ。

◉管理栄養士が活躍する場所

それでは、管理栄養士の資格を取ると、具体的にどんな仕事ができるようになるんでしょうか？

管理栄養士が活躍できる場所は、病院・診療所、食品企業、福祉施設、給食センター、保健所・保健センター、学校、寮、研究施設、スポーツ施設などです。特に病院でのNST（栄養サポートチーム）における管理栄養士の役割は大きく、その重要性は年々増していくものと考えられています。

こうした施設の栄養指導のお仕事は、採用が管理栄養士に限られることもあります（栄養士ではなく国家資格である管理栄養士を取得している必要があるんです）。管理栄養士は仕事に直結する資格なんです。

2　管理栄養士国家試験とは

管理栄養士の資格を取るには、国家試験を受験して、合格しなければなりません。管理栄養士国家試験は厚生労働省の管轄なので、試験の詳細は厚生労働省のホームページで公表されています。ここでは、そのポイントについて確認しておきましょう。

◉毎年1回3月初めに試験が行われ、3月終わりに合格発表される

管理栄養士国家試験は毎年1回3月初めに試験が行われ、3月終わりに合格発表されます。その実施スケジュールは、毎年、だいたい以下の様になっています。

- 受験願書配布時期……9月中旬～
- 受験願書受付期間……12月上旬～中旬
- 受験票郵送時期………2月中旬
- 試験日…………………3月初め
- 試験結果発表時期……3月終わり

なお、受験手数料は6,800円です。また、試験は、北海道、宮城県、東京都、愛知県、大阪府、岡山県、福岡県、沖縄県の各会場で行われます。全国すべての都道府県に受験会場があるわけではないので、注意してくださいね。

試験結果は、厚生労働省のホームページにて発表されるほか、合格者には厚生労働省から合格証書が合格発表後に送付されます。

ただし、こうした情報は、今後変更になる可能性もあります。最新の情報は以下の厚生労働省のサイトで公表されていますので、必ずご自身で確認してください。

https://www.mhlw.go.jp/kouseiroudoushou/shikaku_shiken/kanrieiyoushi/

◉試験はマークシート形式で120点以上で合格

管理栄養士国家試験の内容は、マークシート形式のペーパーテストです。実技や面接はありません。

問題は全部で200問出題され、120点以上で合格です。試験科目は、以下の9科目となっています。

- 社会・環境と健康
- 人体の構造と機能及び疾病の成り立ち
- 食べ物と健康
- 基礎栄養学
- 応用栄養学
- 栄養教育論
- 臨床栄養学
- 公衆栄養学
- 給食経営管理論

なお、本書では、各講で扱う内容について、上記のどの科目に属するかをアイコンで表示しています（複数の科目にまたがる内容の場合は、複数のアイコンを表示してあります）。ただし、要は全部で120点取れば合格できるのですから、特に科目について意識する必要はありませんよ。

◉受験するには資格が必要

管理栄養士国家試験は、残念ながら誰でも受験できるわけではありません。以下のいずれかの受験資格を満たしている必要があります。

①修業年限２年の栄養士養成施設（短大など）を卒業し、栄養士の資格を取得した後、決められた施設で３年以上栄養の指導に従事した者。
②修業年限３年の栄養士養成施設を卒業し、栄養士の資格を取得した後、決められた施設で２年以上栄養の指導に従事した者。
③就業年限４年の栄養士養成施設を卒業し、栄養士の資格を取得した後、決められた施設で１年以上栄養の指導に従事した者。
④就業年限４年の管理栄養士養成施設を卒業し、栄養士の資格を取得した者。
⑤修業年限が３年である栄養士養成施設であって、厚生労働大臣が栄養士法及び栄養改善法の一部を改正する法律（昭和60年法律第73号）による改正前の栄養士法第５条の４第３号の規定に基づき指定したものを卒業して、栄養士の免許を受けた者。

つまり、いずれにせよ栄養士の資格は事前に取得しておく必要があります。

その上で、4年制の大学を卒業した方であれば、上記④に該当することが多いでしょう（大学が管理栄養士養成施設となっているかは、大学に確認してくださいね）。

あるいは、既に学校を卒業され、栄養士として働いている方であれば、①～③のいずれかに該当するでしょう（お勤めの施設が「決められた施設」に該当するかどうかは、その施設に確認してください）。この場合、就業年数の条件を満たしているかに注意してくださいね。

第1章

生化学基礎栄養学を中心に国家試験の基礎を理解しよう

　おはようございます。さっそく今日から管理栄養士国家試験の勉強を始めましょう。第１章は国家試験全体の基本となる部分です。ここを完璧にするだけでもかなりの点数アップが望めますから、時間がある限り、繰り返し復習してくださいね。

第１講　糖質って何？
第２講　糖質の代謝①
第３講　糖質の代謝②
第４講　糖質の代謝③
第５講　脂質って何？
第６講　リポたんぱく質
第７講　脂質の代謝
第８講　コレステロール
第９講　たんぱく質って何？
第10講　アミノ酸の代謝
第11講　インスリン
第12講　脂溶性ビタミン
第13講　水溶性ビタミン
第14講　酵素
第15講　消化と吸収

第1講　糖質って何？

人体の構造と機能　基礎栄養学　食べ物と健康

初日のテーマは「糖質って何？」です。糖質というと、単糖類があって、二糖類（単糖が2個つながったもの）があって、6炭糖（炭素が6個の糖）があって……そしてそれらが何とか結合をして……と覚えることがたくさんありそうです。でも、今日はそういうお話はしません。今覚えても普通はすぐに忘れてしまいますから。今日勉強するのは、グルコースだけです。

◉グルコースはエネルギーになる

グルコースの別名はブドウ糖です。

そして、血中のグルコース濃度のことを血糖値といいます。血糖値というのは「血液100mL（1dL）中にグルコースが何mg含まれているか？」を示したものです。健康な成人の空腹時の血糖値は100mg/dLよりも少し低い位です。

この血液中のグルコースが細胞に取り込まれると、解糖系→TCA回路（クエン酸回路）→電子伝達系という感じでエネルギーが産生されるんですね。

◉私たちはグルコースがたくさんつながったもの（多糖）を食べている

私たちは、このグルコースがたくさんつながったものを、けっこう食べています。これって何かわかりますか？

ヒントはお米……食パン……じゃがいも！　もうわかりましたね？

「グルコースがたくさんつながったもの」の正体はデンプンです。

◉デンプンはアミロースとアミロペクチンに分類される

デンプンはその構造によって大きく2つ、アミロースとアミロペクチンに分類することができます。

アミロースとアミロペクチンの共通点は「グルコースがたくさんつながったものである」ということです。

では違いは？　それは、アミロースが直鎖、つまり、グルコースがまっすぐつながっているのに対して、アミロペクチンは枝分かれをしているということです。

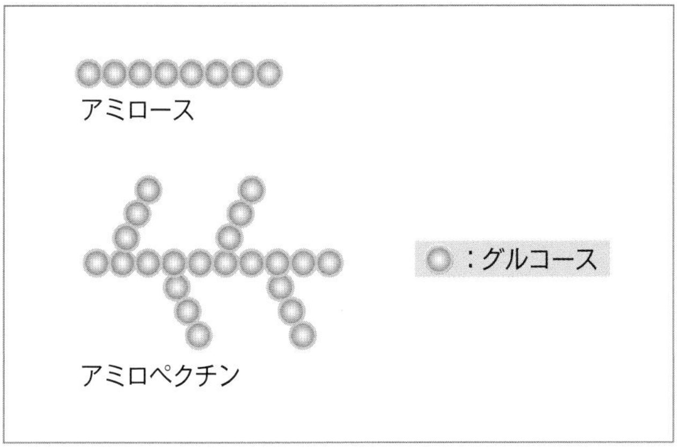

グルコースがまっすぐつながっている部分の結合を「α - 1, 4グリコシド結合」といいます。そして、グルコースが枝分かれしている部分の結合を「α - 1, 6グリコシド結合」といいます。

国家試験では、アミロースには「α - 1, 6結合がある？　ない？」というように出題されています。もちろん、アミロースにはα - 1, 6結合はありません。アミロースにあるのは、α - 1, 4結合だけです。一方、アミロペクチンには、α - 1, 4結合とα - 1, 6結合の両方があるんですよ。

このアミロースとアミロペクチン、アミロペクチンの方がネバネバしています。もち米デンプンはほぼ100%がアミロペクチンです。一方、うるち米（私たちが普段食べているお米）では約80%がアミロペクチンで、残りの20%がアミロースです。

◉グリコーゲンとセルロースもグルコースがたくさんつながった構造をしている

グルコースがたくさんつながった構造をしているもの（多糖類といいます）として、覚えておきたいものが後2つあります。それは、グリコーゲンとセルロースです。

グリコーゲンの構造はアミロペクチンとそっくりで、グルコースが枝分かれをしながらたくさんつながったものです。ところで、グリコーゲンはどこにあるのでしょうか？　グリコーゲンは動物（もちろん人間も）の肝臓や筋肉に蓄えられています。詳しくは第3講でお話しますね。

そして、もう1つはセルロースです。セルロースは私たちの消化酵素では分解することのできない多糖類で、食物繊維とよばれています。セルロースは「β - 1, 4グリコシド結合」によってグルコースがまっすぐつながった構造をしています。

◉今日のまとめ

最後にまとめます。

デンプン（アミロース・アミロペクチン）、グリコーゲン、セルロースの共通点は「どれもグルコースがたくさんつながった多糖類である」ということ。

ただ、構造がそれぞれ異なります。

- **アミロース：**グルコースがまっすぐにたくさん結合（α - 1, 4グリコシド結合）したもの。
- **アミロペクチン：**グルコースが枝分かれしながらたくさん結合（α - 1, 4とα - 1, 6グリコシド結合）したもの。α - 1, 6グリコシド結合が枝分かれに関与する結合。
- **グリコーゲン：**アミロペクチンとそっくりの構造。つまり、グルコースが枝分かれしながらたくさん結合（α - 1, 4とα - 1, 6グリコシド結合）したもの。
- **セルロース：**グルコースがまっすぐにたくさん結合（β - 1, 4グリコシド結合）したもの。この結合は私たちの消化酵素では切ることができません。

私たちが食べたデンプンは（グリコーゲンも）、色々な消化酵素で分解されて、最後はグルコースの形で吸収され、血中に出てきます。そして、この血中のグルコースは必要に応じて細胞に取り込まれ、解糖系→TCA回路（クエン酸回路）→電子伝達系を経て、エネルギーへと変換されていくんですよ。

今日はここまでです。お疲れさまでした。

問題

①血液中のグルコース濃度（mg/dL）のことを何といいますか？
②アミロースとアミロペクチンとセルロースとグリコーゲン、枝分かれ構造を持っているのは？
③セルロースはグルコースが何結合したものですか？

答え

①血糖値
②アミロペクチンとグリコーゲン
③β - 1,4グリコシド結合

第2講　糖質の代謝①

人体の構造と機能　基礎栄養学

さて、2日目のテーマは「糖質からどうやってエネルギーを得るか？」です。糖質の代謝だとか、エネルギー代謝だとか、解糖系だとか、TCA回路（クエン酸回路）だとかいうと、なんだかイヤになってしまうかもしれませんね。一体どこまで覚えたら良いのか悩んでしまいます。ですから、できるだけシンプルに説明したいと思います。けっこう盛りだくさんの内容ですが、頑張っていきましょう。

◉ATPはエネルギー

いきなり問題です。エネルギーって何ですか？

エネルギーとは、すなわち**ATP**のことです。ですから、「エネルギーを産生する」というのは「ATPを産生する」というのと同じ意味です。

ATPはアデノシン三リン酸のことで、アデノシン（A）というものに、3個のリン酸が結合している物質です。

ATPのP（リン酸）同士が結合している部分にエネルギーが蓄えられています。ここ、試験に出ますよ。「ATPには**高エネルギーリン酸結合**が存在するかどうか？」と聞かれます。もちろんATPには高エネルギーリン酸結合が存在します。ちなみに、ADP（アデノシンにリン酸が2つ結合したもの）にも高エネルギーリン酸結合は存在しますが、AMP（アデノシンにリン酸が1つだけ結合したもの）には高エネルギーリン酸結合は存在しません。

そうそう、ATPのTはTriのことで3を表します。ADPのDはDiのことで2を表しますよ。

◉グルコースからATPが作られる

さて、このATPを作り出す元となるのがグルコースです。グルコースは、デンプンの構成成分でしたよね。このデンプンが消化酵素で分解され、グルコースになって、血中に入り、身体中の細胞に運ばれます。

そして、細胞に運ばれたグルコースから、いよいよATPが作られます。「解糖系→TCA回路（クエン酸回路）→電子伝達系（水素伝達系）」という一連の流れによって、グルコースからATPが作られるんですよ。

では、「解糖系→TCA回路→電子伝達系」それぞれについて少し詳しくお話しましょう。

◉解糖系は細胞質で嫌気的に進行する

細胞内に取り込まれたグルコースは**解糖系**でだんだんと形を変えていきます。

解糖系では、まず、グルコースがヘキソキナーゼという酵素の作用によって**グルコース6リン酸**

に変えられます。このグルコース6リン酸、国家試験では意外と大切ですよ。そして、なんだかんだあって、最終的には1分子のグルコースから**2分子のピルビン酸**ができます。これが解糖系です。

この反応は、**細胞質**（酸素がない）で進行します。酸素がいらない反応ですので、解糖系のことを嫌気的解糖系ということもあるんですよ。

そして、この時、ほんの少しだけATPが産生されます。解糖系の目的は「ATPを作るというよりもピルビン酸を作ることである」と理解すると良いでしょう。

◉解糖系（細胞質）で作られたピルビン酸はTCA回路（ミトコンドリア）に入る

解糖系で作られたピルビン酸は**ミトコンドリア**に入った後、**アセチル-CoA**に変えられ**TCA回路**に入ります。TCA回路はクエン酸回路ともいいます。TCA回路は、オキサロ酢酸とアセチル-CoAが反応してクエン酸になるところから始まります。

このTCA回路は、ミトコンドリアの**マトリクス**で進行します。マトリクスというのは、ミトコンドリアの真ん中の方の空間っぽいところです。

ところで、TCA回路の主な目的は何でしょうか？　TCA回路の主な目的は、たくさんの水素を集めることです。「どのような方法で水素を集めるか？」というと、NADやFADに水素をくっつけて集めるんです。真面目な教科書などではNADHとかFADHとか書いてありますよね。

これまで「NADとかFADとか意味わからない」と思われていたかもしれませんが、「NADとかFADは水素をくっつける（集める）えらい人なんだなぁ～」と、とりあえずは思っていてくださいね。

◉水素イオンの濃度勾配を利用してミトコンドリアの内膜でATPが作られる

それではなぜ、TCA回路ではたくさんの水素を集める必要があるのでしょうか？

TCA回路で集められたたくさんの水素は、電子伝達系（水素伝達系）へと送られます。電子伝達系はミトコンドリアの**内膜**で進行しますから、覚えておいてください。

このミトコンドリア内膜で、なんだかんだと反応が進むのですが……最終的には、**水素イオンの濃度勾配**によって、すごくたくさんのATPが産生されるのです。この「水素イオンの濃度勾配」というところも大切ですから、しっかり覚えておきましょう。

◉糖質の代謝にはビタミンB_1が大切

この糖質の代謝のところで、もう1つよく出る問題があります。それは「糖質の代謝に必要なビタミンは何ですか？」です。わかりますか？

答えは**ビタミンB_1（チアミン）**です。国家試験では、「糖質の摂取量が増加するとビタミンB_1の必要量が増加する」というような雰囲気で出題されると思います。ビタミンB_1は、ピルビン酸がアセチルCoAに代謝される際に必要な酵素（ピルビン酸脱水素酵素）の補酵素となるんですよ。

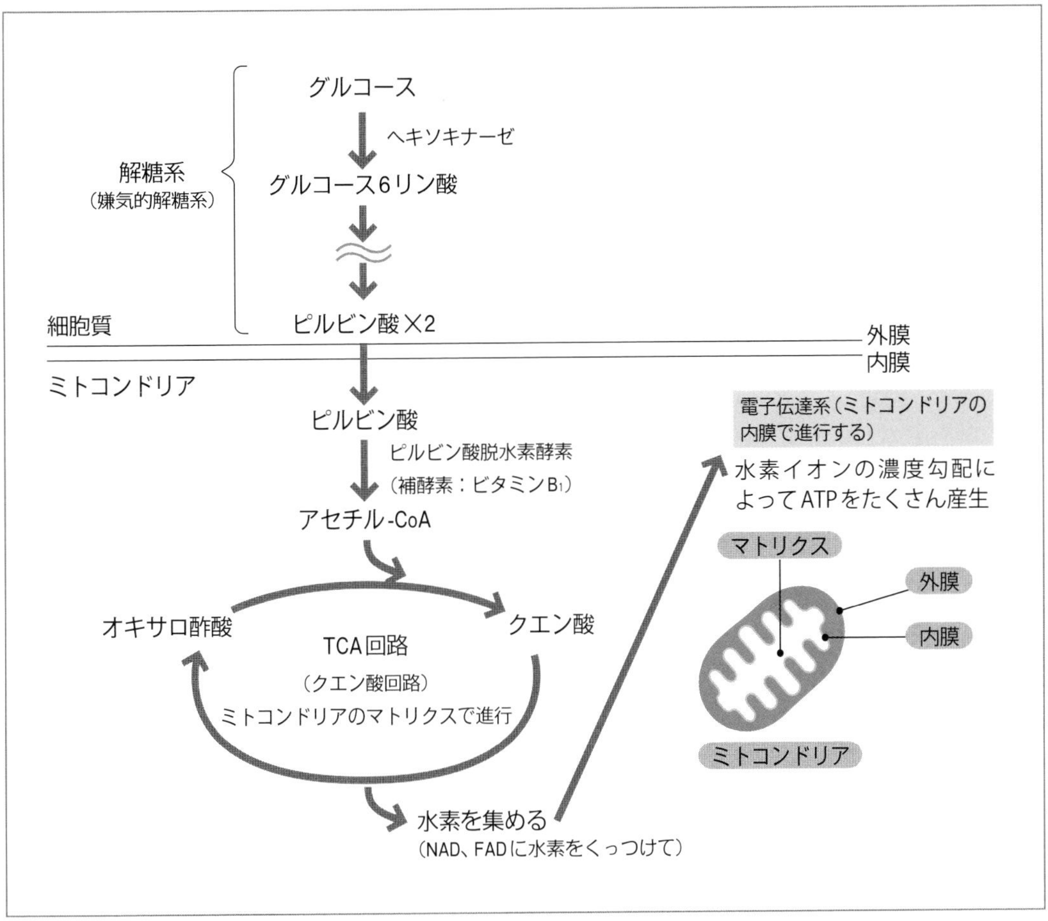

2日目にしてかなりきつかったでしょうか？　何度か読み返して、しっかりと理解してくださいね。

問題

①解糖系では、1分子のグルコースから何分子の何が作られますか？

②TCA回路は、細胞のどこで進行しますか？

③電子伝達系では、何イオンの濃度勾配を利用してATPが作られますか？

④糖質代謝に大切なビタミンは何ですか？

答え

①2分子のピルビン酸

②ミトコンドリアのマトリクス

③水素イオン

④ビタミンB_1

第3講 糖質の代謝②

人体の構造と機能　基礎栄養学

今日はグリコーゲンの合成と分解についてのお話です。グリコーゲンはお腹がいっぱいの時に合成されて、お腹がペコペコになると分解されて利用されるんですよ。国家試験では特に大切なところですし、覚えればすぐに点数になりますから、しっかり理解しておきましょう。

◉グリコーゲンは私たちの肝臓や筋肉に蓄えられている

第1講で勉強したグリコーゲンを覚えていますか？　グリコーゲンはグルコースが枝分かれしながらたくさんつながった多糖（アミロペクチンと構造が似ている）で、私たち動物のエネルギー源の貯蔵形態の1つです。

「どこの臓器にグリコーゲンを蓄えているのか？」というと、肝臓と筋肉です。蓄えているグリコーゲンの濃度は肝臓の方が高いのですが、蓄えているグリコーゲンの量を考えると筋肉の方が多いんですよ。私たちの身体にはたくさん筋肉がありますからね。

では、この肝臓や筋肉に蓄えられているグリコーゲン、どんな時に蓄えられて、どんな時に分解（利用）されるのでしょうか？

グリコーゲンはグルコースがたくさんつながったものですから、お腹がいっぱいになって血中のグルコースが余ったら合成されて、お腹がペコペコになって血中のグルコースが足りなくなったら分解されて利用されるんです。

では、合成と分解に分けてポイントを押さえていきますよ。図をみながら、説明を読みすすめてくださいね。

◉グリコーゲンの合成

まずは、グリコーゲンの合成です。

グリコーゲンの合成は、既存のグリコーゲンにグルコースをくっつけて、グリコーゲンの鎖を伸ばすことで行われます。では、どうやって既存のグリコーゲンにグルコースをくっつけるのでしょうか？

まず、グルコースはグルコース6リン酸に変換されます。ここまでは、解糖系の最初の反応と同じです。エネルギーを作る必要がある時は、このまま解糖系が進行してピルビン酸ができるのですが、エネルギーが充分にある時は、グリコーゲンの合成にまわります。

グルコース6リン酸は、グルコース1リン酸へと変換されます。このグルコース1リン酸はUDPという運び屋さんによって、グリコーゲンのそばに運ばれます。後は、この運ばれたグルコースが、グリコーゲンにくっつけられる、という感じです。これで、グリコーゲンの合成はおしまいです。

◉グリコーゲンの分解

次に、グリコーゲンの分解についてです。

肝臓や筋肉に蓄えられているグリコーゲンは、グリコーゲンホスホリラーゼという酵素によって、**加リン酸分解**され、グルコース1リン酸に変換されます。ちなみに、国家試験に登場する多くの分解反応は加水分解ですが、グリコーゲンの分解は加リン酸分解です。頭の片隅の置いておいてください。

さて、このグルコース1リン酸は、次にグルコース6リン酸に変換されます。このグルコース6リン酸からグルコースができれば「血糖値が上がって嬉しい！」ということになるのですが……。

◉肝臓のグリコーゲンは血糖の維持に関与するが、筋肉のグリコーゲンは血糖の維持に関与しない

ここからがさらに重要なところですよ。肝臓では、グルコース6リン酸からグルコースができますが、筋肉では、グルコース6リン酸からグルコースはできません。

それはなぜか？

それは、肝臓には「**グルコース6ホスファターゼ**」というグルコース6リン酸からグルコースを合成する酵素があるのですが、筋肉にはこの酵素がないからなんです。よって、肝臓のグリコーゲンからはグルコースが作られるけど、筋肉のグリコーゲンからはグルコースは作られないんです。

試験では「筋肉のグリコーゲンは血糖維持に利用されるか？」という感じで出題されます。答えはもちろん「×」ですね。

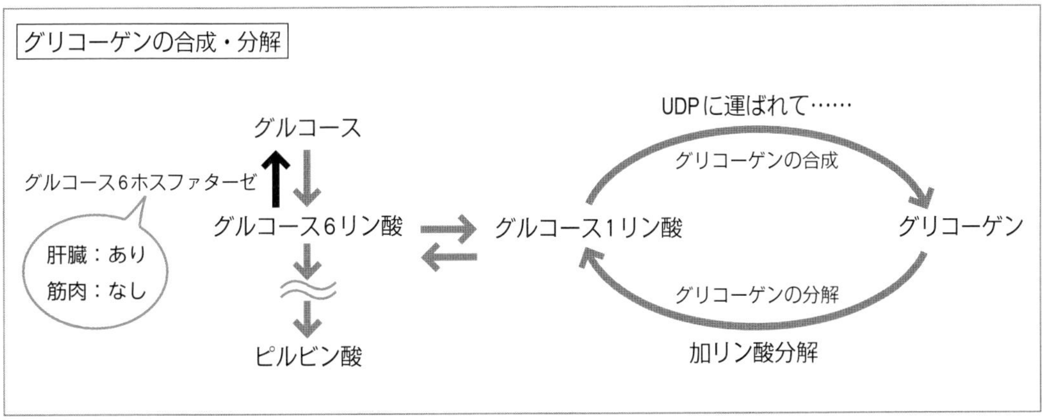

◉グリコーゲンからグルコースが作られることは糖新生ではない

そして、このようにグリコーゲンからグルコースが作られることを、糖新生と……いいません！

なぜなら、グリコーゲンはグルコースがたくさんつながった多糖だからです。糖から糖ができることは糖新生とはいいません。糖新生というのは、糖じゃないもの（例えば、アラニンなどのアミノ酸や乳酸やグリセロール）から糖が作られることです。

今日は、ここまで。糖新生については明日勉強しましょう。

問題

①グリコーゲンが高濃度で蓄えられているのは、肝臓？　筋肉？

②蓄えられているグリコーゲンが血糖の維持に関与するのは、肝臓？　筋肉？

③グリコーゲンの分解に関与するのは、加水分解？　加リン酸分解？

④グルコース6リン酸をグルコースに変える酵素の名前は？

⑤糖新生は、何からグルコースが作られること？

答え

①肝臓

②肝臓

③加リン酸分解

④グルコース6ホスファターゼ

⑤アミノ酸や乳酸

第4講 糖質の代謝③

人体の構造と機能　基礎栄養学

今日のテーマは糖新生と、解糖系の側路です。解糖系はグルコースがグルコース6リン酸になって、最終的には2分子のピルビン酸になる反応でしたよね。今日お話する解糖系の側路というのは、この解糖系の途中から伸びている横道のことです。

◉糖新生はアミノ酸や乳酸からグルコースを作ること

まずは、糖新生からです。

昨日もお話しましたが、糖新生というのは、糖ではないものから、グルコースが作られることです。「糖でないもの」というのは、アミノ酸や乳酸のことです。つまり、アミノ酸や乳酸やグリセロールからグルコースが作られることを糖新生といいます。

では、ここで、問題です。糖新生はどこの臓器で行われるでしょうか？

正解は「大部分は肝臓、一部は腎臓」です。糖新生は「肝臓、一部、腎臓」と覚えてくださいね。

ここで、ついでに覚えておくと良いことがあります。それは、尿素回路が進行する臓器も「肝臓、一部、腎臓」ということです。尿素回路というのは、アミノ酸の代謝で生じたアンモニアを解毒するための回路です。詳しくはアミノ酸の代謝のところでお話しますね。

◉グルコースアラニン回路とコリ回路

糖新生は、糖以外のもの、例えば、アミノ酸や乳酸からグルコースができる反応のことなんですが、この糖新生には有名な回路が2つあります。それぞれについてしっかり覚えておきましょう。では説明します。

「グルコースアラニン回路」は、筋肉で生じたアラニンが血流にのって肝臓に運ばれてグルコースに変換される回路です。このグルコースは肝臓から血中に放出されて、筋肉のエネルギー源となります。

「コリ回路」は、筋肉で生じた乳酸が血流にのって肝臓に運ばれてグルコースに変換される回路です。このグルコースはやはり肝臓から血中に放出されて、筋肉のエネルギー源になります。

これだけでいいので、しっかり覚えておきましょうね。

糖新生（肝臓、一部腎臓）

グルコースアラニン回路、コリ回路

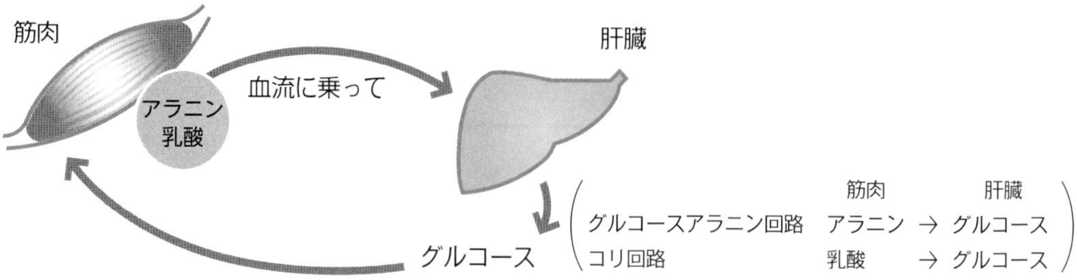

◉解糖系の側路

では、次に解糖系の側路についてお話します。国家試験で狙われる解糖系の側路は3つです。1つ目はペントースリン酸回路、2つ目はグルクロン酸回路、そして3つ目がグリコーゲンの合成と分解です。そうなんです、昨日勉強したグリコーゲンの合成と分解も、解糖系の側路なんですよ。

では、側路について説明します。解糖系では、グルコースがグルコース6リン酸になって……なんだかんだあって最終的にはピルビン酸ができるんでしたよね。一方で、グルコース6リン酸からピルビン酸になるのではなく、グルコース6リン酸から解糖系の道を外れて、別の道に進んでしまうことがあるんです。これが、解糖系の側路です。

グリコーゲンの合成と分解については昨日勉強しましたから、今日は、ペントースリン酸回路とグルクロン酸回路の2つについて説明します。

◉ペントースリン酸回路

まずは、ペントースリン酸回路です。

なんか難しそうな名前ですが、国家試験では、ペントースリン酸回路の働きとしては次の2つだけ覚えてください。

①NADPHの合成

②リボース5リン酸の合成

働きはこの2つだけですから、もちろんATPは産生されません。国家試験で「ペントースリン酸回路ではATPが産生される？」と出題されても、自信を持って「産生されない！」と答えてくださいね。

ちなみに①のNADPHは、脂肪酸合成に使われます。そして、②のリボース5リン酸は、核酸（DNAやRNA）の合成に使われます。

◉グルクロン酸回路

次に、グルクロン酸回路です。

グルクロン酸回路では、グルクロン酸が作られるんです。当たり前ですね。そのまま覚えましょう。グルクロン酸は、ビリルビンのグルクロン酸抱合などに使われます。詳しくは第2章の肝臓のところ（第18講）でお話します。

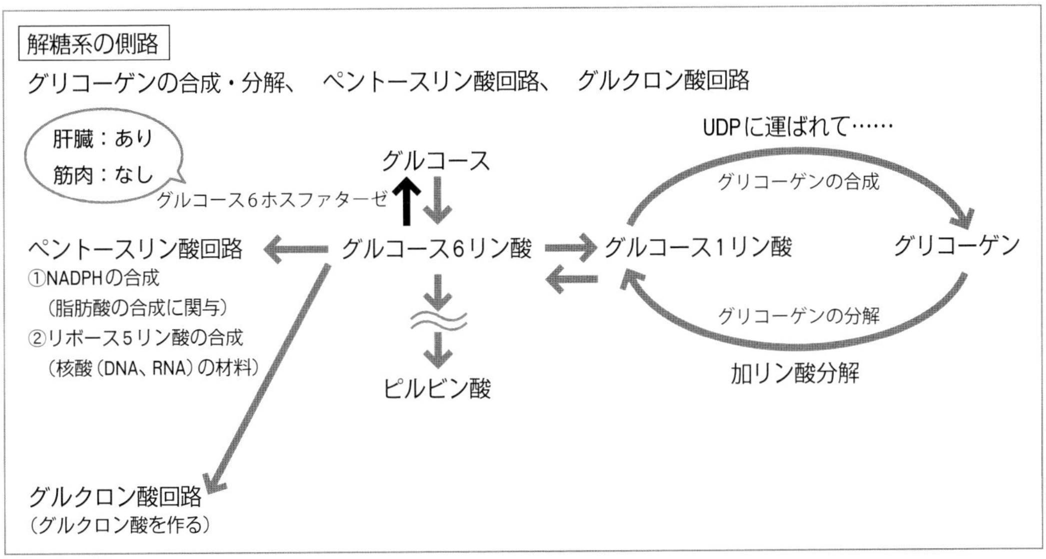

グリコーゲンの合成と分解、ペントースリン酸回路、グルクロン酸回路、すべて、グルコース6リン酸から脇道に逸れる解糖系の側路ですよ。覚えてくださいね。

問題

①糖新生が進行する臓器は？

②筋肉で生じた乳酸が肝臓に運ばれてグルコースに変えられる回路を何という？

③ペントースリン酸回路で生成するのはリボース5リン酸ともう1つは何ですか？

答え

①肝臓、一部腎臓

②コリ回路

③NADPH

第5講 脂質って何？

人体の構造と機能　基礎栄養学　食べ物と健康

今日は「脂質って何？」というお話です。脂質といって思いつくのはサラダ油？　皮下脂肪？　コレステロール？　これらはすべて脂質ですが、今日はトリグリセリド（サラダ油や皮下脂肪の主成分）について詳しく解説をしたいと思います。

◉キロミクロンは摂取した脂溶性の栄養素を運搬するカプセル

国家試験でおさえておきたい脂質は、トリグリセリド、リン脂質、コレステロール、脂溶性ビタミン……このあたりでしょうか？

これらの脂質は、基本的に、小腸から吸収されるとキロミクロンというカプセルに包まれて、リンパ管に入り、そのうち血液中に出てきます。摂取した脂溶性の栄養素はキロミクロンに包まれて血中を運ばれるので、覚えておきましょうね。キロミクロンについては明日詳しくお話しします。

今日は、トリグリセリドについてしっかりと、そしてリン脂質についてちょっとだけ解説したいと思います。

◉トリグリセリドはグリセロールに脂肪酸が３つエステル結合したもの

トリグリセリドというのは、**グリセロール**（グリセリンともいいます）に**脂肪酸が３つ**エステル結合したものです。

この結合している脂肪酸の種類によって、トリグリセリドの性質が変わります。例えば、室温で固体のラード、冷蔵庫で半分固まるオリーブ油、冷蔵庫でも固まらないサラダ油……という具合です。ちなみにサラダ油というのは、大豆油となたね油などがブレンドされている、室温で液体の油のことですよ。

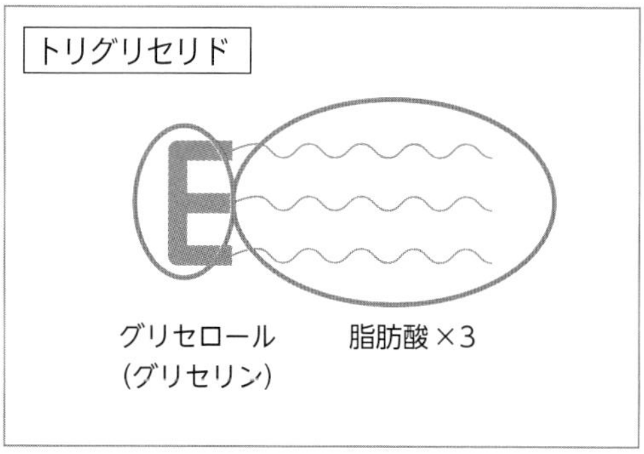

◉脂肪酸９種類を一気に覚えましょう

では、脂肪酸の種類を一気に覚えましょう。今日覚えるのは、9種類です。飽和脂肪酸2つ、一価不飽和脂肪酸1つ、多価不飽和脂肪酸6つ、です。この9種類を覚えておけば、たいていの問題に対応することができます。

①飽和脂肪酸

まずは飽和脂肪酸から。飽和脂肪酸というのは、二重結合がない脂肪酸です。飽和脂肪酸で覚えるのは2つ。

- 炭素数16個のパルミチン酸
- 炭素数18個のステアリン酸

これらの脂肪酸は室温で固体です。ですから、室温で固体の脂……例えばラードや牛脂などに多く含まれています。脂肪酸は二重結合があると酸化して臭くなりやすいので、飽和脂肪酸は酸化もしにくいし、臭くもなりにくい脂肪酸だといえます。目をつぶってラードを鼻の下に持って来られても「ラードだ！」とわかる人は少なそうですもんね。

②一価不飽和脂肪酸

次に一価不飽和脂肪酸です。一価不飽和脂肪酸というのは、二重結合が1つある脂肪酸です。一価不飽和脂肪酸で覚えるのは1つだけ。炭素数18個のオレイン酸です。

オレイン酸はn-9系（ω9系ともいいます）の脂肪酸です。このn-9というのは、「二重結合が、脂肪酸のメチル基側から数えて何番目にあるのか？」を示したものです。n-9であれば、9番目ですね。

「メチル基側」とかいわれても困りますか？　脂肪酸というのは、片っぽの端がメチル基、片っぽの端がカルボキシ基です。「そんなものか～」と覚えておいてください。「n何とか系（ω何とか系）」というのは二重結合の位置を示しているんですよ。

- 炭素数18個、二重結合1個のオレイン酸　**n-9系**

③多価不飽和脂肪酸

最後に多価不飽和脂肪酸です。多価不飽和脂肪酸はn-6系（ω6系ともいいます）とn-3系（ω3系ともいいます）にグループ分けされています。

まずn-6系です。

- 炭素数18個、二重結合2個のリノール酸

　↓

- 炭素数18個、二重結合3個のγ-リノレン酸

　↓

　↓

- 炭素数20個、二重結合4個のアラキドン酸

n-6系

以上3つ覚えましたか？　矢印（↓）が書いてあるのは、生体内では矢印の順番に合成されていくからですよ。

次にn-3系です。

- 炭素数18個 二重結合3個のα-リノレン酸

　↓

　↓

- 炭素数20個 二重結合5個のEPA（エイコサペンタエン酸）

　↓

　↓

- 炭素数22個 二重結合6個のDHA（ドコサヘキサエン酸）

n-3系

今日覚えて欲しい脂肪酸は以上9個です。ばっちり覚えましょう。

脂肪酸9種類

- 飽和脂肪酸

C16　パルミチン酸

C18　ステアリン酸

- 一価不飽和脂肪酸

n-9系

C18：1　オレイン酸

- 多価不飽和脂肪酸

n-6系

C18：2　リノール酸

↓

C18：3　γ-リノレン酸

↓

↓

C20：4　アラキドン酸

n-3系

C18：3　α-リノレン酸

↓

↓

C20：5　EPA（エイコサペンタエン酸）

↓

↓

C22：6　DHA（ドコサヘキサエン酸）

C□：△（n—X）

炭素数　二重結合の数　二重結合の位置

◉絶対に必須脂肪酸なのは「リノール酸」と「α-リノレン酸」

もう1つ大切なこと。それは、**必須脂肪酸**はn-6系の「**リノール酸**」とn-3系の「**α-リノレン酸**」ということです。

実は、これらの他に、アラキドン酸やEPA、DHAも必須脂肪酸に含まれている教科書もあります。「一体どうしたらいいの？」ってなりますよね？　大丈夫です。そういうあやふやな部分は出題されません。

国家試験では、例えば「リノール酸は必須脂肪酸である」という問題（正解は○ですね）は出題されますが、「アラキドン酸は必須脂肪酸である」というあやふやな問題は出ません。

その他、国家試験では、単純に「オレイン酸はn-6系の脂肪酸である」という風に出題されることもあります（正解は×ですね）。「オレイン酸はn-9系の一価不飽和脂肪酸」です。

少しひねった問題として、「リノール酸は生体内で合成できる」というような問題も出ます。正解は、×ですね。必須脂肪酸の「必須」は、「生体内で合成できないから、食事から摂取しましょう」という意味ですから。リノール酸とα-リノレン酸は生体内では合成できないんです。その他の脂肪酸はすべて生体内で合成できますよ。

◉生体内では脂肪酸の鎖長を伸ばしたり、二重結合を増やしたりすることができる

では、「生体内では脂肪酸の二重結合を増やすことができる？」という問題はどうでしょう？

正解は、○ですよ。オレイン酸は二重結合が1つありますが、必須脂肪酸ではありません。また、アラキドン酸は二重結合が4つもありますが、リノール酸から作られます。二重結合が増えてますよね。

ちなみに、この問題は「生体内には脂肪酸の二重結合を増やす酵素（不飽和化酵素）が存在する」と置き換えることもできます。もちろん正解は、○です。また、生体内には脂肪酸の鎖長を伸ばす酵素も存在します。n-6系でもn-3系でも、生体内で脂肪酸がどんどん長くなりますもんね。

◉リン脂質には疎水性の部分と親水性の部分がある

では、今日はもう1つ。リン脂質について簡単に勉強しましょう。

リン脂質というのは、細胞膜やリポたんぱく質の膜を形成している大切な脂質です。よく、○にヒゲ2本みたいな絵で示されます。ヒゲ2本の部分が脂肪酸で、○がリンの部分です。ヒゲ2本部分が疎水性で、○が親水性ですよ。

リン脂質には色々ありますが、とりあえず今日は「ホスファチジル何ちゃら」といわれたらリン脂質だと思ってください。

リン脂質（ホスファチジル何ちゃら）

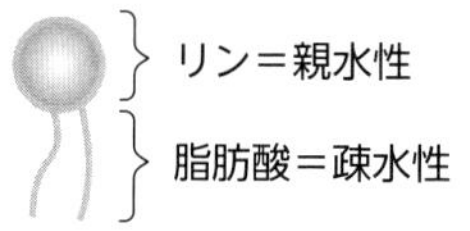

今日は覚えるところがたくさんあって大変でしたね。でも国家試験ではすべて重要なところ。しっかり復習しておきましょう。

問題

①トリグリセリドはグリセロールに何が何個エステル結合したものですか？
②炭素数18個、二重結合1個、n-9系の脂肪酸は？
③n-6系の必須脂肪酸は何？
④n-3系の必須脂肪酸は何？
⑤パルミチン酸は室温で固体？　液体？

答え

①脂肪酸が3個
②オレイン酸
③リノール酸
④α-リノレン酸
⑤固体

第6講　リポたんぱく質

人体の構造と機能　基礎栄養学

今日のテーマはリポたんぱく質です。リポたんぱく質は毎年出題されるとても大切な分野です。キロミクロンはどこで合成されますか？　VLDLはリポたんぱく質リパーゼの作用で何に変えられますか？　こんな感じの問題がすらすら解けるようにならなくてはなりません。今日の講義で、リポたんぱく質の問題を得意にしてしまいましょう。

◉リポたんぱく質は脂質を運ぶカプセル

まず、リポたんぱく質って何なんでしょうか？

リポたんぱく質は、脂質を運搬するカプセルです。そして、食べた脂質を運搬するカプセルと、肝臓で合成された脂質を運搬するカプセルは、異なります。この辺りが国家試験で問われるところですよ。

ところで、なぜ、脂質を運搬するのにカプセルが必要なのでしょうか？

答えは簡単です。血液は水ですよね？　ということは、血液に直接脂質が入ってしまったら、とても困ったことが起こりそうです。例えば、血管にサラダ油を注射したらどうなってしまうでしょうか？　「なんかドレッシングみたいに分離しそう……」「絶対に良くなさそう……」というわけで、血液の中を流れる脂質は、リポたんぱく質というカプセルに包まれている必要があるわけです。

ちなみにカプセルの膜はリン脂質でできています。リン脂質は親水性の部分と疎水性（親油性）の部分を持っていますが、リポたんぱく質では、親水性の部分を外（血液側）に、疎水性の部分を中（運びたい脂質が入っている）にした構造をとっています。そして、リン脂質とリン脂質の間にコレステロールがガシッとはまっていて、膜の安定化に寄与しています。

さらに、リポたんぱく質の表面にはアポたんぱく質というものがくっついていて、「私はキロミクロンですよ」「私はLDLですよ」とアピールしたり、リポたんぱく質リパーゼ（少し後で説明します）を活性化したりするのに役立っています。

リポたんぱく質

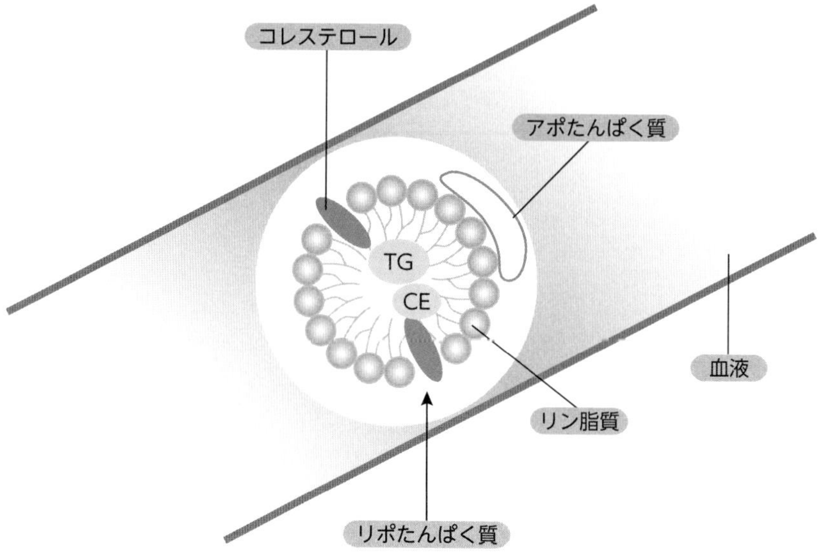

TG：トリグリセリド
CE：コレステロールエステル

◉私たちの血液の中の脂質は「食べた脂質」か「肝臓で合成された脂質」

ここからが大切です。私たちの血液の中にある脂質はどこからやってくるのでしょうか？

大きく分けて2つあります。1つ目は、食べた脂質です。そしてもう1つは、合成された脂質です。脂質の合成は主に肝臓で行われますから、「肝臓由来の脂質」と考えても良いでしょう。

この食べた脂質と、合成された脂質、それぞれについて「どのリポたんぱく質によって運ばれて、運ばれた後にどうなるのか？」というところを勉強していきましょう。

では、食べた脂質と合成された脂質に分けてまとめていきたいと思います。

◉食べた脂質を運搬するのはキロミクロン

まずは食べた脂質です。

ここでいう脂質はトリグリセリドと認識してください。トリグリセリドというのは、普通の油です。もっとも身近なのは、サラダ油。その他、中トロの油も、ラードも、皮下脂肪もみんなトリグリセリドです。私たちが食べる油の大部分はトリグリセリドです。

さて、食べたトリグリセリドは、小腸から吸収されますよね？　吸収されたトリグリセリドは、そのうち血液中に入るのですが、この時にカプセルに包まれます。このカプセルが**キロミクロン**です。

よって「キロミクロンは**小腸**で合成される」と覚えてください。当然「キロミクロンの中身は主にトリグリセリド」です。そして、キロミクロンの特徴は、「大きくて軽い（密度が小さい）」です。この後紹介するVLDLは超低密度リポたんぱく質の略ですが、これよりも密度が小さいのがキロミクロンです。

このキロミクロン、そのまま血中を永遠に流れていても仕方がありませんよね？　キロミクロンの役割は食べたトリグリセリドを身体中の細胞に運ぶことです。

ですから、キロミクロンの中に入っているトリグリセリドは、毛細血管に存在する「**リポたんぱく質リパーゼ**」という酵素によって加水分解されてから細胞に引き抜かれます。すると、キロミクロンはキロミクロンレムナントというものに姿を変えます。以上が、食べたトリグリセリドについてです。

ちなみに加水分解というのは、水がくっついてから分解される分解形式です。「ふ～ん、そんなもんかぁ～」程度に心にとめておいてください。

食べた脂質（トリグリセリド）を運搬するキロミクロン

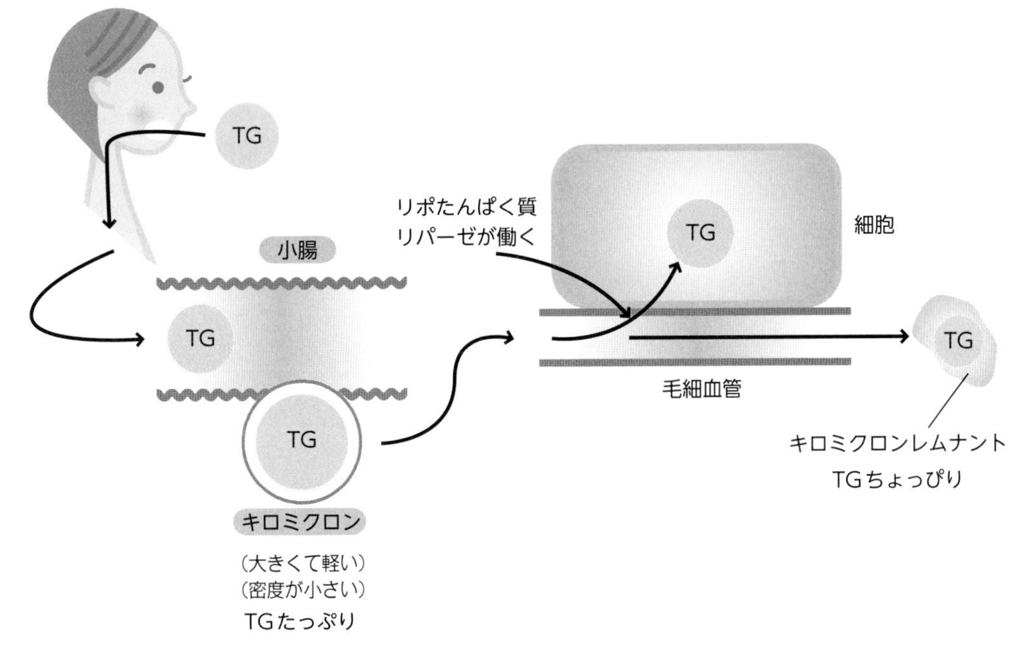

もう1つだけ。「キロミクロンの主な役割は、食べた脂質（主にトリグリセリド）を運ぶこと」とお話しました。食べた脂質のほとんどは、トリグリセリドなのですが、それ以外にも、コレステロールや脂溶性ビタミンなどがあります。これらの脂質も、キロミクロンに包まれて血液中を運ばれるんですよ。

◉肝臓で合成された脂質を運搬するのはVLDL

次に、肝臓で合成された脂質です。

肝臓で合成される脂質は主にトリグリセリドですが、コレステロールもけっこうたくさん合成されます。

肝臓で合成された脂質も、当然血液中に入りますが、この時にやっぱりカプセルに包まれます。このカプセルが**VLDL（超低密度リポたんぱく質）**です。よって「VLDLは**肝臓**で合成される」と覚えてください。

VLDLの中身は主にトリグリセリドですが、コレステロールエステルも少し含まれています。コレステロールエステルというのは、コレステロールに脂肪酸が1つ結合したもので、生体内のコレステロールの多くは、コレステロールエステルという形で存在しています。

VLDLもそのまま永遠に血液中を流れていても仕方がありません。VLDLの主な役割はトリグリセリドを身体中の細胞に運ぶことです。よって、キロミクロンの時と同じように毛細血管に存在する「リポたんぱく質リパーゼ」という酵素によって、VLDLの中に入っているトリグリセリドが加水分解されて細胞に引き抜かれます。

そうすると、VLDLは**LDL（低密度リポたんぱく質）**というものに姿を変えます。トリグリセリドが減ってしまったVLDLは、結果としてコレステロールエステルの多いLDLに姿を変えるわけで、このLDLの主な役割は、コレステロールエステルを肝外組織に運ぶことです。

肝外組織というのは便利な言葉（？）で、「肝臓じゃない組織」ってことですよ。

◉HDLの役割はコレステロールの逆転送

そして、**HDL（高密度リポたんぱく質）**です。

HDLの役割はLDLの逆です。つまり「コレステロールエステルを肝外組織から肝臓に戻す」わけです。これを**コレステロールの逆転送**と呼ぶので、あわせて覚えておいてくださいね。

◉私たちの血液の中の脂質は、実は３つの場所からやってくる

私は30ページで、血液中の脂質は2つの場所からやってくる、と説明しましたが、実は3つなんです（わかりやすいように2つといってしまいました）。「食べた脂質」「肝臓で合成された脂質」ともう1つ、それは「身体にため込んでいる脂質」です。「身体にため込んでいる脂質」については第11講で説明します。

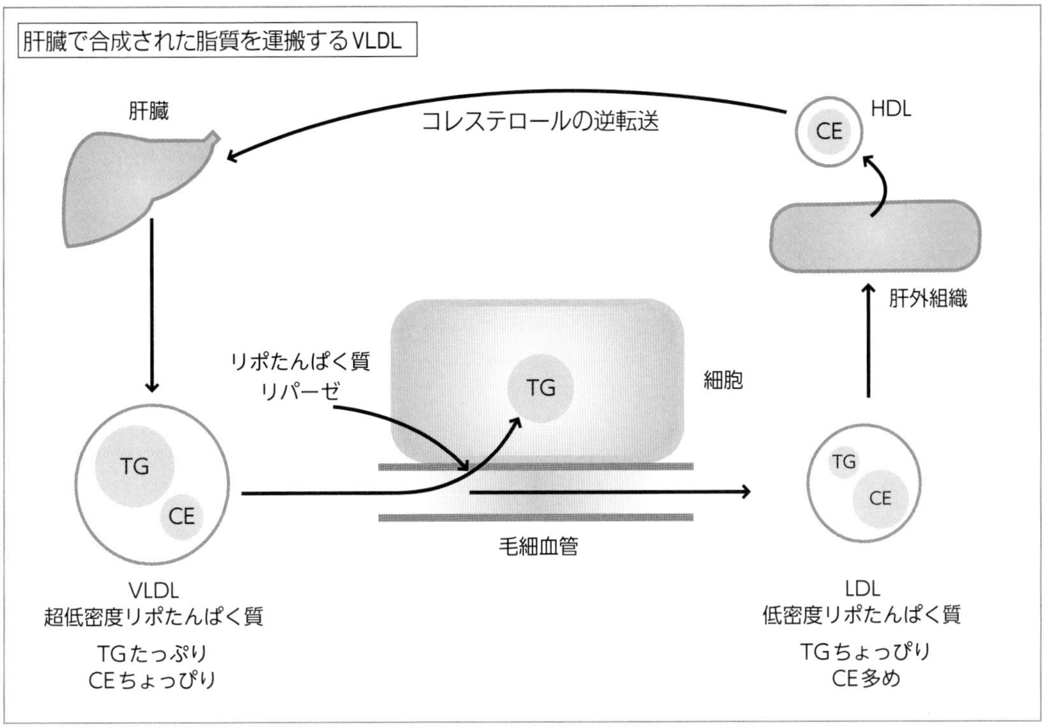

問題

①もっとも密度が小さいリポたんぱく質は何ですか？

②キロミクロンはどこで合成されますか？

③肝臓で合成されるリポたんぱく質は何ですか？

④リポたんぱく質リパーゼによってVLDLは何に変化しますか？

⑤コレステロールの逆転送に関わるリポたんぱく質は何ですか？

答え

①キロミクロン

②小腸

③VLDL

④LDL

⑤HDL

第7講　脂質の代謝

人体の構造と機能　基礎栄養学

今日は脂質代謝についての講義です。脂質代謝といっても色々ありますが、今日は、「トリグリセリドからどうやってエネルギーを得るのか？」（つまり脂肪燃焼）というお話と、脂肪酸の合成についてのお話をしたいと思います。

◉トリグリセリドのグリセロール部分は解糖系に入る

まずは、トリグリセリドからエネルギーを得る方法についてです。

トリグリセリドは、グリセロールに脂肪酸が3つエステル結合したものでしたよね。

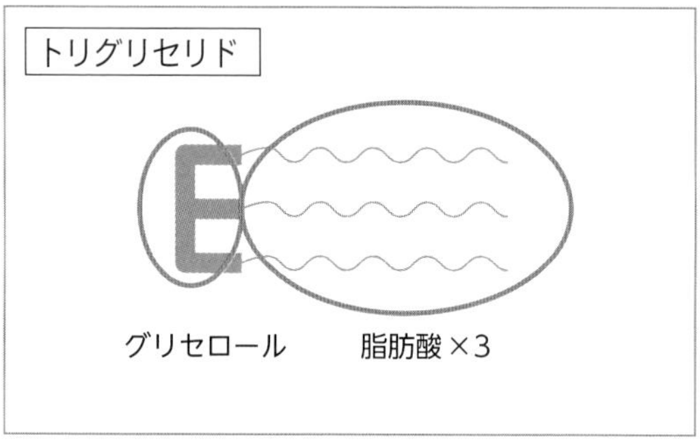

生体内でエネルギーが生み出される時も、グリセロールと脂肪酸は別の経路をたどってエネルギーになるんです。

グリセロール部分についてはさっぱりと説明します。グリセロール部分は、解糖系の途中に入ります。解糖系に入るということは、そのうちエネルギーが生み出されそうですよね。

◉トリグリセリドの脂肪酸部分はミトコンドリアマトリクスでβ酸化を受ける

ここからが大事。脂肪酸部分についてです。脂肪酸は**β酸化**を受けるんです。

脂肪酸のβ酸化って何でしょう？　これがまさに、脂肪酸からエネルギーを得る過程のことです。

脂肪酸のβ酸化では、脂肪酸から**アセチル-CoA**が作られます。また、その過程で、水素が集められます。この集められた水素は電子伝達系に運ばれて、たくさんのATPが作られるんでしたね。

脂肪酸のβ酸化が進行するのは**ミトコンドリアのマトリクス**です。マトリクスというのは、ミトコンドリアの真ん中の空間っぽい部分のことです。

脂肪酸からATPが作られる過程をもっと詳しくみていきましょう。細胞質に取り込まれた脂肪酸は、まず**アシル-CoA**というものになります。アシル-CoAというのは、脂肪酸にCoAがくっついたもので、「脂肪酸が活性化している！」という風なイメージで良いと思います。ちなみにCoAは補酵素（コエンザイム）Aのことで、水溶性ビタミンのパントテン酸から作られます。

◉脂肪酸がミトコンドリアに入るためにはカルニチンが必要

話を戻します。細胞質で作られたアシル-CoAはミトコンドリアに入ります。

ただ、アシル-CoAは、そのままではミトコンドリアに入ることができないんです。アシル-CoAはミトコンドリアの膜（内膜）を通過することができないのです。

そこで、活躍するのがカルニチンです。アシル-CoAはカルニチンと手をつないでミトコンドリアのマトリクスに入ります。**カルニチン**の役割はアシル-CoAをミトコンドリアのマトリクスに連れていってあげることなので、アシル-CoAがミトコンドリアに入ると、つないでいた手を離します。

これで、アシル-CoAがミトコンドリアに入りましたね。ちょっと確認しておきますが、アシル-CoAというのは脂肪酸にCoAがくっついたものですよ。さぁ、これから脂肪酸のβ酸化が始まります。

脂肪酸のβ酸化では、先ほどもお話したようにアセチル-CoAが作られると共に、水素が集められます。この時、脂肪酸に何が起こっているかというと……脂肪酸の**カルボキシ基**側から炭素が**2個**ずつとれているんです。こうやって、アセチル-CoAが作られるんですね。

ここでもう1つ覚えておいて欲しいことがあります。それは、脂肪酸からβ酸化によってアセチル-CoAが作られる時、**ケトン体**も一緒に作られるということです。ケトン体というのは、アセトンやアセト酢酸、3ヒドロキシ酪酸の総称で、酸性の物質です。

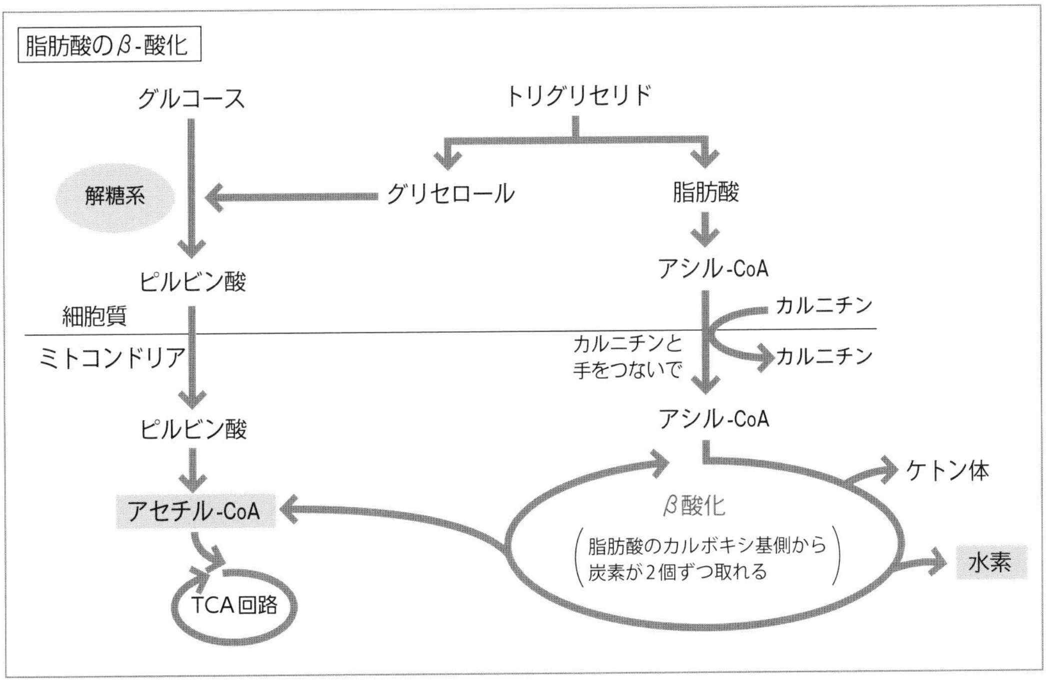

◉脂肪酸はアセチル-CoAから合成される

次に、脂肪酸の合成について、ちょっとだけお話します。

脂肪酸の材料はアセチル-CoAです。すごく簡単にいうと、アセチル-CoAが**マロニル-CoA**というものになって、なんだかんだあって、脂肪酸になる。そして、脂肪酸からトリグリセリドが合成される。こんな感じです。

国家試験で大切なのは「この脂肪酸の合成には**NADPH**が必要である」ということ。NADPHはペントースリン酸回路で作られるんでしたよね。

それからもう1つ大切なこと。それは、「脂肪酸合成の律速酵素はアセチル-CoAカルボキシラーゼである」ということです。律速酵素については後日少し詳しく解説しますが、一連の反応全体のスピードを決める酵素のことです。

脂肪酸の合成（NADPHが必要）

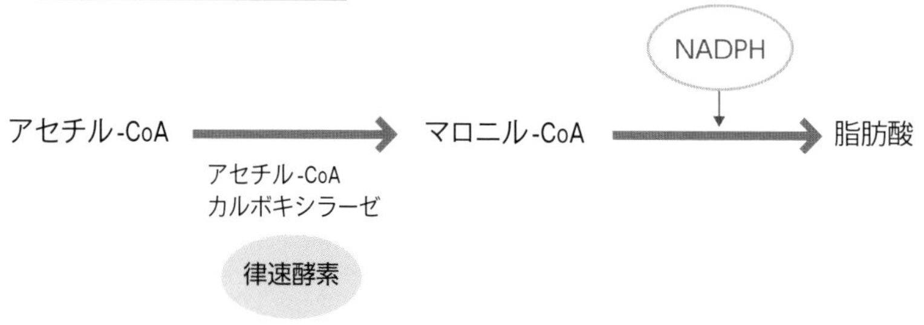

今日はちょっと少なめですが、ここまで。明日も頑張りましょう。

問題

①β酸化は細胞のどこで進行しますか？

②β酸化では脂肪酸のカルボキシ基側から炭素が何個ずつとれてアセチル-CoAができますか？

③脂肪酸合成に必要なのはNADPH？　NADH？

答え

①ミトコンドリアのマトリクス

②2個

③NADPH

第8講 コレステロール

人体の構造と機能　基礎栄養学

おはようございます。今日はコレステロールについて勉強しましょう。コレステロールは私たちの身体の中ではどんなことに使われているか知っていますか？　国家試験でよく狙われるのは、①細胞膜の成分、②リポたんぱく質の膜の成分、③ステロイドホルモンの材料、④胆汁酸の材料。この４つです。では、今から１つずつ簡単に説明していきますよ。

◉細胞膜にはコレステロールが含まれる

コレステロールは細胞膜の成分の1つとして働きます。細胞膜はリン脂質の脂質二重膜です。この脂質二重膜の間にガシガシとハマって、膜の安定化に関与しているのがコレステロールです。

◉リポたんぱく質の膜にもコレステロールが含まれる

コレステロールはリポたんぱく質の膜の成分としても働きます。リポたんぱく質の膜はリン脂質ですよね。コレステロールはこのリン脂質の間にガシガシとハマって、膜を安定化するのに役立っています。

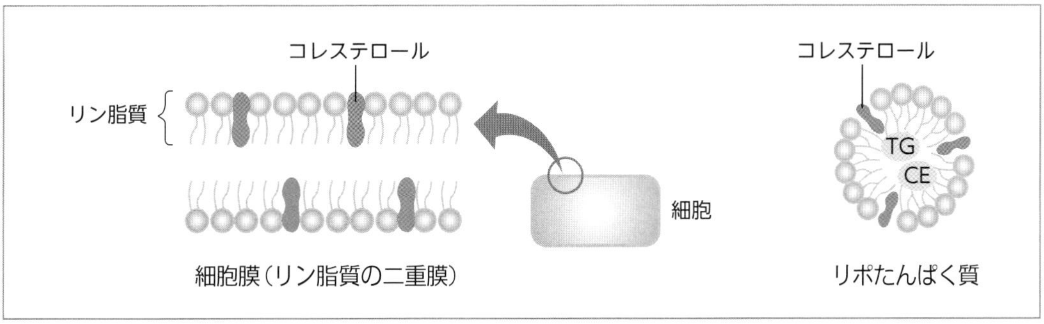

ここまで大丈夫ですか？　では、次にいきます。

◉ステロイドホルモンの材料はコレステロール

コレステロールはステロイドホルモンの材料です。これ、よく国家試験に出ますよ。コレステロールがステロイドホルモンの材料なんです。ステロイドホルモンがコレステロールの材料ではないので、間違えないようにしてくださいね。

◉コレステロールはアセチル-CoAから合成される

では、コレステロールの材料は何でしょうか？　これも、すごくよく国家試験に出ますよ。

コレステロールの材料は**アセチル-CoA**です。もう少し詳しくいいますと……アセチル-CoA→HMG-CoA→メバロン酸→スクワレン→コレステロールという感じです。ちなみに、このアセチル-CoAからコレステロールまでの合成経路、かなりシンプルにしてありますので、その点ご了承ください。

◉コレステロール合成の律速酵素はHMG-CoA還元酵素

さぁ、ここからがさらに大切です。コレステロール合成の一連の反応の中で、律速（反応全体のスピードを決める）となる反応はHMG-CoA→メバロン酸です。そして、この反応に関わる酵素、つまり律速酵素は**HMG-CoA還元酵素**です。律速酵素というのは、反応全体のスピードを決める酵素ですよね。詳しくは酵素のお話の時に勉強しましょう。

ちなみに、このHMG-CoA還元酵素は、コレステロールによって働きが阻害される酵素です。HMG-CoA還元酵素はコレステロールを合成するために大切な酵素なのですが、合成したコレステロールによって阻害されてしまうのです。こういう風に自分が合成したものによって阻害されてしまうことをフィードバック阻害といいます。これによって、コレステロールが作られ過ぎてしまうのを防いでいます。うまいことできていますね。

ここで、もう1つ覚えていて欲しいことがあります。それは、私たちの身体の中にあるコレステロールの大部分（約7割）は、こうやって生体内でアセチル-CoAから合成されたものなんです。食事から摂取しているコレステロールは約3割です。

話を戻します。コレステロールはステロイドホルモンの材料になるんでしたよね。ステロイドホルモンといえば副腎皮質ホルモンです。後は、性ホルモンなんかもステロイドホルモンですよ。ちなみに、ステロイドホルモンはコレステロールから作られるくらいですから脂溶性です。これも頭の片隅に置いておいてください。ステロイドホルモンの詳細については第2章や3章でお話します。

次で最後。もう少し頑張りましょう。

◉コレステロール異化の律速度酵素は7α水酸化酵素

コレステロールは胆汁酸の材料です。胆汁酸というのは胆汁の中に含まれている成分で、乳化剤の役割をします。

乳化剤というのは水と油をぐちゃぐちゃに混ぜてくれるものです。マヨネーズでいうところの卵黄が乳化剤です。十二指腸で、トリグリセリド（脂溶性）とリパーゼ（水溶性）を乳化して、リパーゼが働きやすいようにするのが、胆汁酸の役割です。

コレステロールから胆汁酸が作られることを、コレステロールの異化というのですが、このコレステロールの異化に関わる酵素も国家試験ではよく問われます。コレステロール異化の律速酵素は7 α -水酸化酵素です。

コレステロールの合成・異化

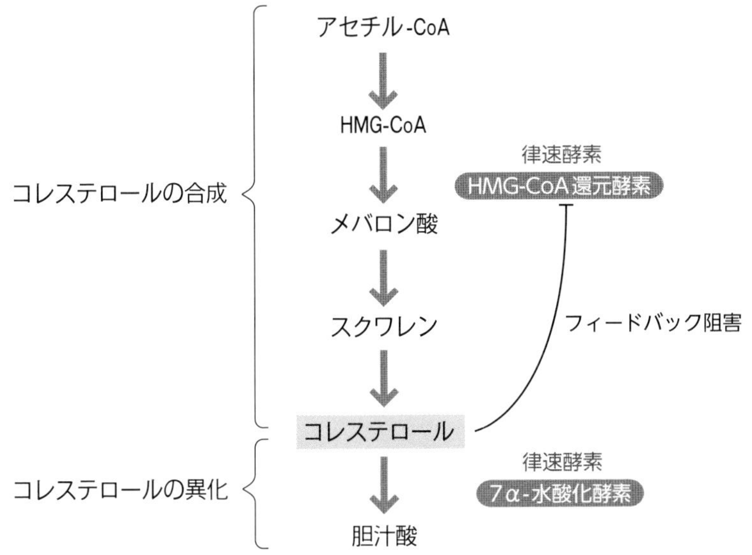

コレステロール合成の律速酵素はHMG-CoA還元酵素。コレステロール異化の律速酵素は7 α水酸化酵素。しっかり覚えておきましょう。

今日はここまで。

問題

①ステロイドホルモンの材料は何？
②コレステロール合成の律速酵素は何？
③コレステロール異化の律速酵素は何？

答え

①コレステロール
②HMG-CoA 還元酵素
③7 α -水酸化酵素

第9講 たんぱく質って何？

人体の構造と機能　基礎栄養学　食べ物と健康

今日は「たんぱく質って何？」というお話です。たんぱく質といって思いつくのは、プロテインでしょうか？　それとも肉？　大豆？　今日はこのたんぱく質の正体について、じっくり解説をしたいと思います。

◉アミノ酸がたくさんつながったものがたんぱく質

たんぱく質というのは、アミノ酸がたくさんペプチド結合してつながったものです。

アミノ酸が2つつながったものはジペプチドといいます。アミノ酸が3つつながったものはトリペプチドといいます。そして、アミノ酸がすごくたくさんつながったもののことをたんぱく質というんです。

◉たんぱく質の構成成分となるアミノ酸は20種類

このたんぱく質の構成成分になるアミノ酸は20種類です。20種類書き出してみますね。

• グリシン	• アラニン
• バリン	• ロイシン
• イソロイシン	• フェニルアラニン
• チロシン	• トリプトファン
• グルタミン酸	• グルタミン
• アスパラギン酸	• アスパラギン
• スレオニン（トレオニン）	• リジン（リシン）
• メチオニン	• ヒスチジン
• セリン	• プロリン
• アルギニン	• システイン

これで、20種類。「この20種類全部覚えるの!?」なんて思うかもしれませんが、いずれは覚えてください。少なくとも、アミノ酸の名前が出てきたら「あ！　これはアミノ酸だ！」ってわからないとダメですよ。

例えば、アラキドン酸、アスパラギン酸、アスコルビン酸、ちゃんと区別つきますか？　アラキドン酸は脂肪酸、アスパラギン酸がアミノ酸、アスコルビン酸はビタミンCですよ。

◉アミノ酸これだけは覚えよう

今日覚えて欲しいアミノ酸は、こんな感じです。①必須アミノ酸、②分岐鎖アミノ酸、③芳香族アミノ酸、④含硫アミノ酸。まずはこれを覚えてください。では、1つずつ説明してきます。

①必須アミノ酸

必須アミノ酸は、生体内で合成できないから食事から摂取しなくてはいけないアミノ酸のことで、9種類あります。**トリプトファン、ロイシン、リジン（リシン）、バリン、スレオニン（トレオニン）、フェニルアラニン、メチオニン、イソロイシン、ヒスチジン**。これで9種類です。「とろ〜りバス不明、ひぃ〜っ！」って覚えてください。

②分岐鎖アミノ酸

枝分かれのあるアミノ酸です。これは、**バリン、ロイシン、イソロイシン**の3種類。BCAAといいます。Branched chain amino acidですね。筋肉が好んで使うアミノ酸です。

③芳香族アミノ酸

ベンゼン環が含まれているアミノ酸です。**フェニルアラニン、チロシン、トリプトファン**の3種類。AAAといいます。Aromatic amino acidです。

④含硫アミノ酸

硫黄原子（S）が含まれているアミノ酸です。メチオニン、システインの2種類です。

- 必須アミノ酸　9種類
  とろ〜りバス不明、ひぃ〜!!
  - トリプトファン
  - ロイシン
  - リジン（リシン）
  - バリン
  - スレオニン（トレオニン）
  - フェニルアラニン
  - メチオニン
  - イソロイシン
  - ヒスチジン
- 分岐鎖アミノ酸
  - バリン
  - ロイシン
  - イソロイシン
- 芳香族アミノ酸
  - フェニルアラニン
  - チロシン
  - トリプトファン
- 含硫アミノ酸
  - メチオニン
  - システイン

ここまで大丈夫ですか？　覚えることばかりですが、この辺りは覚えるだけで点数がとれてしまいますので、頑張って覚えましょうね。

そうそう、暗記が苦手な方もいらっしゃると思います。でも、私も含め、たいていの方は、暗記は苦手なものです。寝る前、起きてすぐ、お昼休み、また寝る前……と繰り返し覚え直すことが大切です。それから、「誰かに教える」「声に出す」というのが、記憶を定着させる秘訣ですね。

◉たんぱく質の1次構造、2次構造

①1次構造

たんぱく質は、20種類のアミノ酸がたくさんつながった構造をしていますよね。「20種類のアミノ酸のうちの、どんなアミノ酸がどんな順番でつながっているんだろう？」というのが、たんぱく質の**1次構造**です。

つまり、たんぱく質の1次構造とは、たんぱく質のアミノ酸配列のことです。

②2次構造

たんぱく質というのは、すごく大雑把にいうと、毛糸を手でくしゃくしゃに丸めて、「えいや！」とその辺に投げた時のような構造をしています。たんぱく質の立体構造中には、このくしゃくしゃの中に、特徴的な構造がいくつかみられるんです。この特徴的な構造のことをたんぱく質の**2次構造**といいます。

具体的には、らせん構造であるαヘリックス構造、行ったり来たりジグザグのβシート構造などです。これらたんぱく質の2次構造は、**水素結合**によって形成されています。

③3次構造

たんぱく質の**3次構造**は、くしゃくしゃになった毛糸全体の構造のこと。つまり、たんぱく質の立体構造全体を示します。この構造には、**ジスルフィド（-S-S-）結合**などの、色々な結合が関与しています。

④4次構造

最後にたんぱく質の**4次構造**。これは、たんぱく質の3次構造がいくつか集まったものです。

このたんぱく質の3次構造1つ1つのことを、サブユニットと呼ぶんですよ。

問題

①必須アミノ酸を9種類挙げてください。
②分岐鎖アミノ酸を3種類挙げてください。
③アミノ酸配列のことをたんぱく質の何次構造といいますか？

答え

①トリプトファン、ロイシン、リジン（リシン）、バリン、スレオニン（トレオニン）、フェニルアラニン、メチオニン、イソロイシン、ヒスチジン
②バリン、ロイシン、イソロイシン
③1次構造

第10講 アミノ酸の代謝

人体の構造と機能　**基礎栄養学**

今日はアミノ酸の代謝についてのお話です。アミノ基転移反応とか、脱カルボキシル基反応とか……なんか聞いただけで気持ち悪くなってしまいそうな内容ですが、覚えることさえ覚えてしまえば、何てことない分野です。気楽にいきましょう。

◉アミノ酸の構造

さっそく、アミノ基転移反応から……の前に、アミノ酸の構造についてちょっとだけ勉強しておきましょう。

炭素の4本の腕に「アミノ基」「カルボキシ基」「水素」「何か」がついたものがアミノ酸でしたよね。「たんぱく質を構成するアミノ酸は20種類」と昨日勉強しましたが、この「何か」が20種類あるということです。

アミノ酸の構造

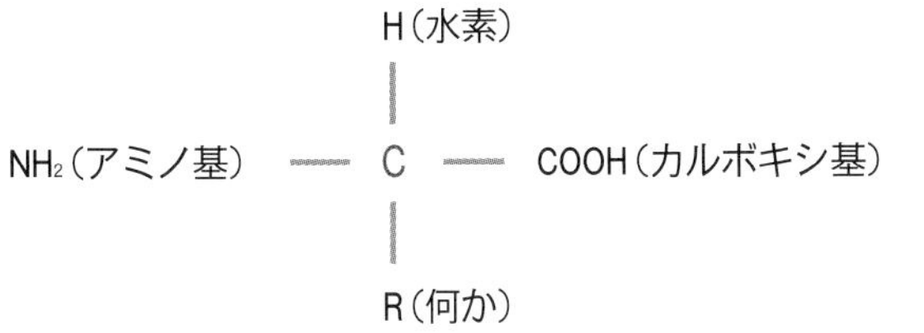

C：炭素

◉アミノ基転移反応は可逆反応・補酵素はビタミンB_6

では、アミノ基転移反応についてです。

アミノ基転移反応というくらいですから、アミノ酸からアミノ基が外れたり、またくっついたりするのがアミノ基転移反応です。そして、アミノ基転移反応はちょっと強引な言い方にはなりますが「アミノ酸からエネルギーを作るための最初の反応」です。実は「糖質からアミノ酸を作る反応」ともいえるのですが、その辺はおいおい理解していきましょう。具体的な反応は以下の通りです。

<アミノ酸>	⟷	<α - ケト酸>
①アラニン	⟷	ピルビン酸
②アスパラギン酸	⟷	オキサロ酢酸
③グルタミン酸	⟷	αケトグルタル酸

アミノ基転移反応はこの3つを覚えてください。前のページで示した、アラニン、アスパラギン酸、グルタミン酸がアミノ酸です。ちなみにピルビン酸、オキサロ酢酸、αケトグルタル酸のことをαケト酸といいます。さて……このピルビン酸、オキサロ酢酸、αケトグルタル酸、どこかで見覚えはありませんか？

これらはすべて糖質代謝のところで出てきましたよね。解糖系では、1分子のグルコースから2分子のピルビン酸が作られる。オキサロ酢酸とアセチルCoAが反応してクエン酸が作られるのが、TCA回路の最初の反応。αケトグルタル酸もTCA回路のメンバーですよね。

ということは、なんかエネルギーを産生しそうです。つまり、アミノ基転移反応は、アミノ酸からエネルギーを作るための最初の反応ということです。

アミノ基転移反応覚えにくいですか？　では……「あ～ら♪　ピルビンさん！　アスパラ置きっぱなしよ！」……これで、アラニンからピルビン酸、アスパラギン酸からオキサロ酢酸ということを覚えてしまってください。グルタミン酸からαケトグルタル酸ということは、名前が似ているので気合で覚えましょう。

アミノ基転移反応で大切なことがもう2つあります。それは「アミノ基転移反応には**ビタミン**B_6が補酵素として必要である」ということ。それから「アミノ基転移反応は**可逆反応**である」ということです。これらもよく国家試験で問われますから、しっかり覚えておきましょう。

◉脱カルボキシ基反応では生理活性物質ができる

次の話題です。アミノ酸の脱カルボキシ基（脱炭酸）反応についてです。脱カルボキシ基反応という位ですから、アミノ酸からカルボキシ基が外れる反応です。

脱カルボキシ基反応では、アミノ酸から生理活性物質であるアミンが生成されます。生理活性物質というのは、私たちが普通のんびり生きている時とはちょっと違った反応を身体におよぼす物質の総称です。

具体的な反応は以下の通りです。

<アミノ酸>　⇒　<生理活性物質>
①グルタミン酸　⇒　γアミノ酪酸（GABA）
②ヒスチジン　⇒　ヒスタミン
③トリプトファン　⇒　セロトニン→メラトニン
④フェニルアラニン　→　チロシン　→　ドーパ　⇒　ドーパミン　→　ノルアドレナリン
→　アドレナリン

⇒で示した部分の反応が、脱カルボキシ基反応です。

ちなみに、グルタミン酸（興奮性）やγアミノ酪酸（抑制性）は神経伝達物質です。ヒスタミンが出ると痒くなったり鼻水が出たりします。セロトニンが出るとなんか幸せな感じになります。メラトニンが出ると眠たくなります。アドレナリンは興奮している感じになります（アドレナリンについては第27講で詳しく解説します）。

グルタミン酸が神経伝達物質、というあたりなんてけっこう意外でしょうか？

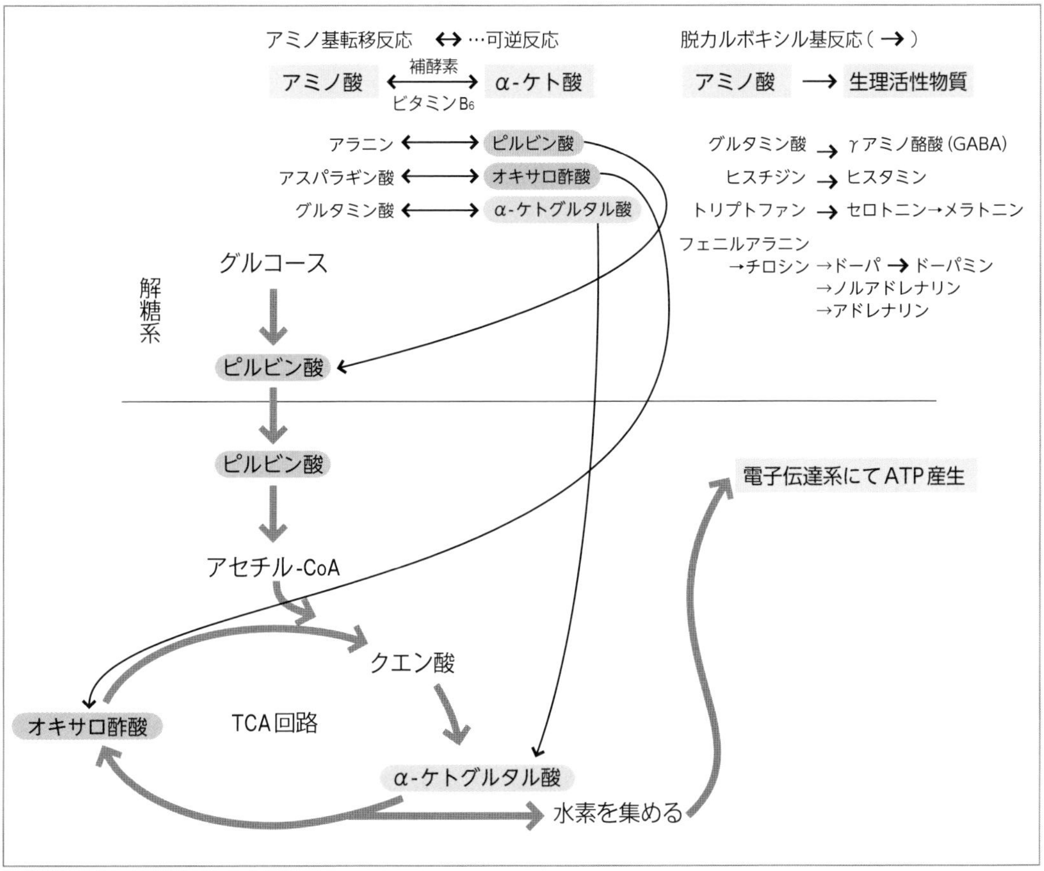

◉アミノ酸の代謝で生じたアンモニアは尿素回路で解毒される

アミノ酸の代謝でアミノ基を外したりしているうちに、アミノ基からアンモニアが作られます。アンモニアは神経毒なので解毒しなくてはなりません。

では問題。アンモニアを解毒する回路を何といいますか？　そして、この回路はどこで進行しますか？

正解は……この回路の名前は**尿素回路（オルニチン回路）**です。そして、この回路は、主に**肝臓**（一部**腎臓**）で進行します。

尿素回路では、エネルギー（ATP）を使って、有毒なアンモニアを毒性が弱い尿素へと変えます。もうちょっと具体的にお話しますと、尿素回路は、**オルニチン→シトルリン→アルギノコハク酸→アルギニン**→オルニチン→……という感じです。覚え方は「お尻あるある」ですよ。

ちなみに、オルニチンとシトルリンはアミノ酸です。アミノ酸なんですが、たんぱく質の構成成分にはならないアミノ酸ですから、それもあわせて覚えておきましょう。

話は変わりますが、尿素回路は肝臓（一部腎臓）で進行するんですが、糖新生も肝臓（一部腎臓）で進行する反応でしたよね。あわせて覚えておきましょう。

・尿素回路（肝臓、一部腎臓）　ATPを使ってアンモニアを解毒する回路

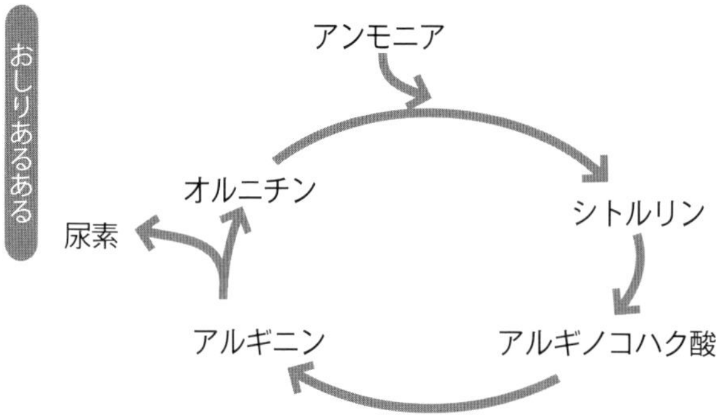

問題

①アミノ基転移反応の補酵素は？

②グルタミン酸のアミノ基転移反応では何ができる？

③グルタミン酸の脱カルボキシル反応では何ができる？

④アミノ酸の代謝で生じたアンモニアを解毒する場所は？

⑤アミノ酸の代謝で生じたアンモニアを解毒する回路の名前は？

⑥オルニチンとシトルリンはたんぱく質の構成成分になる？　ならない？

答え

①ビタミンB_6

②α-ケトグルタル酸

③GABA（γアミノ酪酸）

④肝臓一部腎臓

⑤尿素回路

⑥ならない

第11講 インスリン

人体の構造と機能　基礎栄養学

今日のテーマはインスリンです。インスリンというのは、食後（特に糖質を食べた後）に膵臓のランゲルハンス島のβ細胞から分泌されるペプチドホルモンです。そして、インスリンの役割は「食べたものを身体にため込む」ことです。当たり前といえば当たり前ですよね？　食べた後に分泌されるホルモンなのですから、その役割が「食べたものを身体にため込む」ことは当たり前です。

◉「インスリン」「食後」「糖質の摂取」は置き換え可能

ここで、インスリンの問題が出た時に最も大切なことを2つ。

1つ目。「インスリンは食べたものを身体にため込むためのホルモン」です。

そして2つ目。国家試験で「インスリンの役割は……」「食後の……」「糖質を摂取したら……」という問題が出たら、これらの文言はすべて置き換え可能です。なぜなら、食事の中には普通は糖質が含まれていますし、糖質を摂取すれば膵臓からインスリンが分泌されるからです。これをしっかり覚えておきましょう。

参考書などをみると、インスリンの作用が山のように記載されています。記憶力抜群であれば丸暗記してしまえば良いのですが、私も含め普通の方は、上記のように覚えてしまってください。

ちなみに、ホルモンというのはある場所から分泌されて、血流に乗ってある場所にいって、なんだかんだと働くものの総称です（例外もありますが、とりあえずこのように覚えてください）。

これさえ覚えておけば、インスリンの問題はだいたい解けてしまうのですが、もう少し周辺知識について勉強しましょうね。

◉リポたんぱく質リパーゼはリポたんぱく質中のトリグリセリドを加水分解する

ところで、リポたんぱく質の講座（第6講）でリポたんぱく質リパーゼというものが出てきたのを覚えていますか？

リパーゼというのは脂質（主にトリグリセリド）を分解する酵素のことです。ですから、リポたんぱく質リパーゼというのは、リポたんぱく質の中にあるトリグリセリドを加水分解する酵素です（加水分解されたトリグリセリドは細胞に引き抜かれます）。インスリンの問題を解くためには、このリポたんぱく質リパーゼの作用をしっかり押さえておく必要があるんです。

◉ホルモン感受性リパーゼは貯蔵脂肪（トリグリセリド）を加水分解する

インスリンの問題を解くために押さえておきたいリパーゼがもう1つあります。それは、**ホルモン感受性リパーゼ**です。

ホルモン感受性リパーゼは脂肪組織に存在するリパーゼで、脂肪組織（お腹とか二の腕とかについている脂肪です）のトリグリセリドを分解します。トリグリセリドが分解されると、トリグリセリドにくっついていた脂肪酸が血液中に出てくるので、血中の脂肪酸（**遊離脂肪酸**）濃度が上昇するんです。つまり、ホルモン感受性リパーゼが活性化すると、脂肪が燃えて、血中の遊離脂肪酸濃度が上昇するということです。

ちなみに、遊離脂肪酸も油ですから、水である血液とうまく混ざることができません（第6講参照）。なので、遊離脂肪酸はアルブミンというたんぱく質にくっついて血中を運ばれていくんですよ。アルブミンの詳しい働きについては第17講で説明します。

では、どんな時にホルモン感受性リパーゼの活性は上昇するのでしょうか？　それは、空腹時や運動時です。脂肪が燃える時なんですから、空腹時や運動時に決まってますよね。

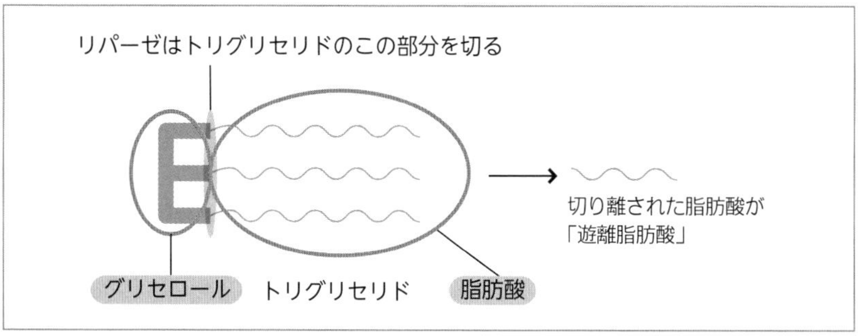

さて、これらを踏まえて、問題を解きながら理解を深めていきましょう。

◉インスリンによってリポたんぱく質リパーゼは活性化される？

「インスリンによってリポたんぱく質リパーゼは活性化されますか？」という問題を考えてみましょう。

正解は「インスリンによってリポたんぱく質リパーゼは活性化される」です。「やった！　適当に答えたけど当たった！」ではダメですよ。では解説をします。

インスリンはため込むホルモンです。そして、リポたんぱく質リパーゼは、血液を流れているリポたんぱく質中のトリグリセリドを加水分解して細胞に引き抜く酵素です。トリグリセリドを細胞に引き抜くということは、まさに「ため込み」です。したがって、インスリンはリポたんぱく質リパーゼを活性化するんです。

ちなみに問題文の「インスリンによって」というのは「食後」にも「糖質を食べたら」にも置き換えられますよ。自分がイチバンすっきりするように問題文を置き換えてみてくださいね。

◉インスリンによってホルモン感受性リパーゼは活性化される？

次に「インスリンによって、ホルモン感受性リパーゼは活性化されますか？」という問題を考えてみましょう。

正解は「インスリンによって、ホルモン感受性リパーゼの活性は抑制される」です。

ホルモン感受性リパーゼの役割は、空腹時や運動時に脂肪組織から脂肪酸を切り離すことでしたよね？　ちなみに、切り離された脂肪酸はどこかの細胞に運ばれてエネルギーになるんです。つまり、脂肪を燃やすということ。これは「ため込み」とは逆です。したがって、インスリンはホルモン感受性リパーゼの活性を抑制します。

◉糖質の摂取後は体脂肪の合成が進む？

では、次です。「糖質の摂取後は体脂肪の合成が進む」というのは、○でしょうか、×でしょうか？

正解は○です。

この問題は「インスリンが出ている時は体脂肪の合成が進みますか？」と置き換えられますよね。インスリンはため込むホルモンなのですから、体脂肪の合成が進みます。体脂肪の合成が進むということは太るということです。したがって、答えは○です。

◉食後は体たんぱく質の分解が促進する？

次です。「食後は体たんぱく質の分解が促進する」というのは、○でしょうか、×でしょうか？

正解は×です。

この問題も「インスリンが出ている時は体たんぱく質の分解が進みますか？」と置き換えることができます。インスリンはため込むホルモンですから、食後には体たんぱく質の合成が進むんです。普通に考えて食後に体たんぱく質の分解が進んでしまったら「ごはんを食べれば食べるほど筋肉がなくなっていく」という、わけのわからない状態になってしまいますよね。

◉食後は血中遊離脂肪酸濃度が上昇する？

いよいよ最後です。「食後は血中遊離脂肪酸濃度が上昇する」というのは、○でしょうか、×でしょうか？

正解は×です。

この問題はちょっと難しいですよ。ひっかからないようにしてくださいね。「食後なんだから、血中の脂質が増えそうだ！　よしっ！　食後は血中遊離脂肪酸濃度が上昇する！」としてはいけません。リポたんぱく質の講義でもお話しましたが、食後（トリグリセリドを食べた後）に上昇するのは、キロミクロンに包まれた血中のトリグリセリドですよ。

血中の遊離脂肪酸が上昇するのは空腹時や運動時、貯蔵脂肪（皮下脂肪や内臓脂肪）を燃やしてエネルギーにしたい時です。「ため込み」とは逆ですね。ちなみに、貯蔵脂肪を燃やすのは、ホルモン感受性リパーゼという酵素でしたよね。したがって、食後でインスリンが出ているような状態では、ホルモン感受性リパーゼの活性が抑制され、それによって血中遊離脂肪酸濃度も低下するんですよ。

問題

①インスリンは、体たんぱく質の合成を促進する？　抑制する？
②食後、ホルモン感受性リパーゼの活性は促進する？　抑制される？
③糖質を摂取すると、グリコーゲンの合成が促進する？　抑制される？
④インスリンは、グリコーゲン合成酵素の活性を促進する？　抑制する？
⑤食後、血中遊離脂肪酸濃度は上昇する？　しない？
⑥糖質を摂取すると、体たんぱく質の合成は促進される？　抑制される？
⑦インスリンはどこから分泌される？

答え

①促進する
②抑制される
③促進する
④促進する
⑤しない
⑥促進される
⑦すい臓ランゲルハンス島のβ細胞

第12講 脂溶性ビタミン

生化学　基礎栄養学　食べ物と健康

脂溶性ビタミンについて勉強しましょう。ビタミンの勉強をする上で避けて通れないのが、「化合物名」「働き」「欠乏症」「過剰症」「何に含まれているか」あたりです。もちろん全部覚えてしまえばそれがイチバン良いのですが、本書の目的はあくまでも合格点を目指すことです。ですから、今日は国家試験で出やすいところだけに絞って覚えていきましょう。

◉脂溶性ビタミンは4種類だけ

さっそくですが、脂溶性ビタミンをすべて挙げてください。脂溶性ビタミンは4種類だけですよ。4種類だけ。4種類DAKE。ビタミンD、ビタミンA、ビタミンK、ビタミンE、この4種類DAKEです。

では、それぞれのポイントについて解説していきます。アルファベット順に、A、D、E、Kの順番でいきますね。

◉ビタミンAは目の健康に大切

ビタミンAの化合物名は、レチノール、レチナール、レチノイン酸です。化合物名というのは、ビタミンの本名みたいなものです。ビタミン何とかは、出席番号みたいな感じでしょうか。

まず覚えるべきことは「ビタミンAは目の健康に大切」ということです。なんだか健康食品のキャッチフレーズみたいですが「ビタミンA」は目の健康に大切なんです。ですから、ビタミンAが不足すると夜盲症になります。また、目とは関係なさそうですが、妊婦さんがビタミンAを過剰に摂取すると、胎児奇形のリスクが高まりますので注意が必要です。

もう1つビタミンAで大切なこと。それは、β-カロテンがビタミンAの前駆体（プロビタミンA）ということです。ただ、β-カロテンからビタミンAへの変換率はとても低いので、β-カロテンには過剰症がないといわれています。β-カロテンといえば、ニンジンを思い浮かべる方も多いかもしれません。ニンジンやかぼちゃ、みかんのオレンジ色はβ-カロテンの色なんですよ。

◉ビタミンDはカルシウムの吸収に大切

ビタミンDの化合物名は、コレカルシフェロールと、エルゴカルシフェロールです。魚などの多くの食品中に含まれているのがコレカルシフェロール、きのこ類に含まれているのがエルゴカルシフェロールです。

ビタミンDの働きといえば、腸管からのカルシウムの吸収アップです。ついでに、腎臓の尿細管からのカルシウムの再吸収もアップします。ですから、ビタミンDが不足すると骨が弱ります。ビタミンDが不足すると、乳幼児ではくる病、成人では骨軟化症になりますよ。

もう2つ、ビタミンDで大切なこと。1つめは「ビタミンDは紫外線にあたると、皮膚で合成される」ということです。ビタミンDの材料はコレステロールです。ということは、お日様にちゃんとあたらないとビタミンDが不足してしまう心配もあるということです。2つめは「ビタミンDは**肝臓と腎臓**で活性化されることで、ちゃんと働いてくれるビタミンである」ということです。ということは、肝臓や腎臓が悪くなると、カルシウムの吸収が阻害される……ということですよね。

◉ビタミンEには抗酸化性がある

ビタミンEの化合物名は、**トコフェロール**です。

ビタミンEの働きといえば抗酸化です。不飽和脂肪酸（酸化しやすい）の摂取が増えたら、ビタミンEの摂取も増やしましょう。

◉ビタミンKは血液凝固と骨の形成に大切

ビタミンKは、ブロッコリーなどに含まれる**フィロキノン**（K_1）と、納豆などに含まれる**メナキノン**（K_2）に分かれます。その働きは血液凝固（血液凝固因子2、9、7、10を合成。覚え方は「肉納豆」）と、骨形成です。

ですから、ビタミンKの欠乏症になると、出血しやすくなります。特に、生後1～2カ月では、頭蓋内出血のリスクが高まります。なので、赤ちゃんはビタミンKのシロップを飲むんですよ（第46講参照）。

どうですか？　脂溶性ビタミンについてまとめてみました。

ちなみに、ビタミンというのは生体内でまったく合成されないものではありません。腸内細菌が作ったりするビタミンもけっこうあります。水溶性ビタミンのナイアシンはトリプトファンから合成されます。「ふぅ～ん、そんなもんかぁ～」と思っておいてください。

ビタミンは覚えてもすぐに忘れてしまいがちです。問題などを解きながら繰り返し復習してみてくださいね。

問題

①βカロテンには過剰症がある？　ない？
②ビタミンDを活性化する臓器は？
③ビタミンEの化合物名は？
④納豆にたくさん含まれているビタミンKの化合物名は？

答え

①ない
②肝臓と腎臓
③トコフェロール
④メナキノン

第13講 水溶性ビタミン

人体の構造と機能　基礎栄養学　臨床栄養学

昨日は脂溶性ビタミンについて勉強しました。今日は水溶性ビタミンについてです。水溶性ビタミンは9種類あります。まずは、この9種類を頑張って覚えてしまいましょう。

◉水溶性ビタミンは9種類

水溶性ビタミンは「ビタミンB_1、ビタミンB_2、ビタミンB_6、ビタミンB_{12}、葉酸、ビオチン、パントテン酸、ナイアシン、ビタミンC」の9種類です。

やっぱり覚えることだらけですが、これから書くことはすべて重要です。できるだけポイントを絞っていきますので、頑張ってすべて覚えてしまってください。

◉水溶性ビタミンは補酵素になる（ビタミンCを除く）

水溶性ビタミンが大切な理由は、体内で補酵素になるからです（ビタミンCを除く）。補酵素というのは、眠っている酵素をたたき起してくれるものです。

酵素の中には普段は眠っているものがたくさんあります。この眠っている酵素をたたき起すのが補酵素の役割なんですよ。酵素については明日詳しく解説します。

◉ビタミンB_1は糖質代謝に大切

ビタミンB_1の化合物名は、**チアミン**です。「ビタミンB_1で1だから、イチアミン」と覚えてくださいね。

ビタミンB_1は、ピルビン酸をアセチル-CoAに変える酵素（ピルビン酸デヒドロゲナーゼ）の補酵素として働きます。グルコース→ピルビン酸→アセチル-CoA→（TCA回路）ですから、ビタミンB_1は糖質代謝に重要なビタミンといえます。国家試験でも「糖質の摂取が増えたらビタミンB_1の摂取も増やしましょう」という感じで出題されます。

また、ビタミンB_1は欠乏症も重要です。ビタミンB_1の欠乏症は脚気とウェルニッケ症候群です。これも覚えておきましょう。

◉ビタミンB_2はリボフラビン

ビタミンB_2の化合物名は、**リボフラビン**です。「もう歳だから夜中の2時まで起きているとフラフラだよ……」と覚えてください。

真面目な（？）教科書とかをみると、FADとかFMNとか書いてありますよね。このFが（リボ）フラビンのFです。

◉ビタミンB_6はアミノ酸の代謝に大切

ビタミンB_6の化合物名は、**ピリドキシン**、**ピリドキサール**、**ピリドキサールリン酸**です。「朝6時に無理やり起こされるとピリピリするなぁ……」と覚えてください。

ビタミンB_6は、アミノ基転移反応の補酵素として働きます。ですから、ビタミンB_6はアミノ酸代謝に重要なビタミンといえます。国家試験では「たんぱく質の摂取が増えたらビタミンB_6の摂取も増やしましょう」という感じで出題されます。

◉ビタミンB_{12}の欠乏症は巨赤芽球性貧血

ビタミンB_{12}の化合物名は、**コバラミン**です。「12時に小腹がすいてコバラミン」と覚えてください。

ビタミンB_{12}は、葉酸とともに赤血球を作るのに大切なビタミンです。ですから、欠乏症は巨赤芽球性貧血です。

また、ビタミンB_{12}は吸収についても国家試験で問われることがあります。ビタミンB_{12}の吸収には胃から分泌される内因子が必要です。ですから、胃の切除手術後3〜5年で巨赤芽球性貧血のリスクが高まります。また、ビタミンB_{12}は主に回腸から吸収されますので、これも覚えておいてください。

ちなみに、ビタミンB_{12}はコバラミンというくらいですから、分子内にコバルトを含んでいます。それから、ビタミンB_{12}は動物性食品に含まれている（植物性食品にはほとんど含まれていない）んですよ。

◉葉酸の欠乏症も巨赤芽球性貧血

葉酸の主な働きは2つです。

1つ目は、ビタミンB_{12}とともに赤血球を作るという働きです。ですから、欠乏症はやっぱり**巨赤芽球性貧血**です。ただし、ビタミンB_{12}欠乏による巨赤芽球性貧血は神経症状を伴います（悪性貧血）が、葉酸の欠乏による巨赤芽球性貧血は神経症状を伴いません。

もう1つの働きは、胎児の神経管の発育を助けることです。ですから、妊娠中（特に妊娠初期）に欠乏すると、胎児の神経管が発育不全となります。

もう1つ。葉酸の不足は、血中のホモシステイン濃度を高めます。ホモシステインは動脈硬化のリスク因子の1つとして認識されています。

◉ビオチンは腸内細菌でけっこうたくさん合成される

ビオチンは脂肪酸合成に重要なビタミンです。ビタミンというわりに、腸内細菌によってけっこうたくさん合成されるので、欠乏することはあまりありません。

また、ビオチンは卵白の過剰摂取によって吸収が阻害される……なんてことも国家試験で問われるかもしれませんよ。

◉パントテン酸はCoAになる

パントテン酸は「CoA」として働きます。アセチル-CoAとかアシル-CoAとかの「CoA」です。

◉ナイアシンはトリプトファンから合成されるビタミン

ナイアシンはトリプトファンから合成されます。欠乏症はペラグラ（皮膚が何やらおかしくなる）です。NADとかNADPとかのNがナイアシンのNですよ。

◉ビタミンCは補酵素型を持たない

ビタミンC（アスコルビン酸）の主な働きは、コラーゲンの合成と抗酸化です。これらのビタミンCの働きは補酵素としての働きではありませんから覚えておきましょう。ビタミンCが欠乏するとコラーゲンの合成ができなくなるので、粘膜などから出血しやすくなります（壊血病）。

ちなみに、ビタミンCは副腎皮質ホルモン（糖質コルチコイド：ストレスに対抗するためのホルモン）を作るためにも必要なので、ストレスによって必要量が増します。

▶脂溶性ビタミン（4種類DAKE！）　　過：過剰症　欠：欠乏症

	化合物名	過剰症・欠乏症
ビタミンA （目の健康）	レチノール レチナール レチノイン酸	過頭蓋内圧亢進 胎児奇形 欠夜盲症
ビタミンD （カルシウムの吸収）	コレカルシフェロール エルゴカルシフェロール	欠乳幼児：くる病 成人：骨軟化症
ビタミンE（抗酸化）	トコフェロール	
ビタミンK （血液凝固・骨の形成）	フィロキノン（K_1）……ブロッコリー メナキノン（K_2）……納豆	欠出血傾向 頭蓋内出血

▶水溶性ビタミン（9種類）

	化合物名	ポイント	欠乏症
ビタミンB_1	チアミン	糖質代謝に大事	脚気、ウェルニッケ脳症
ビタミンB_2	リボフラビン	FADとかFMNになる	
ビタミンB_6	ピリドキシン ピリドキサール ピリドキサールリン酸	アミノ酸の代謝に大事 （アミノ基転移反応や脱カルボキシ基反応の補酵素）	
ビタミンB_{12}	コバラミン	赤血球を作る 吸収には胃から分泌される内因子が必要 回腸から吸収される	巨赤芽球性貧血 （神経症状あり：悪性貧血）

葉酸	—	赤血球を作る 胎児の神経管発育に大事 不足するとホモシステイン濃度が上がる	巨赤芽球性貧血
ビオチン	—	脂肪酸合成に大事 卵白の過剰摂取で吸収が阻害される 腸内細菌で合成される	
パントテン酸	—	CoAになる	
ナイアシン	—	トリプトファンから合成される NADとかNADPになる	ペラグラ
ビタミンC	アスコルビン酸	補酵素型を持たない コラーゲン合成 抗酸化	壊血病

問題

①糖質代謝に大切なビタミンは？
②アミノ酸代謝に大切なビタミンは？
③欠乏すると巨赤芽球性貧血になるビタミンは？
④吸収に胃から分泌される内因子が必要なビタミンは？

答え

①ビタミンB_1
②ビタミンB_6
③葉酸とビタミンB_{12}
④ビタミンB_{12}

第14講 酵素

人体の構造と機能

今回のテーマは酵素です。ちょっとだけビタミンについてもお話します。講義を始める前に1つ確認しておきます。「酵素の本体はたんぱく質」ですよ。では、酵素についてどんどん詳しくなっていきましょう。

◉酵素には最適温度・最適pHが存在する

まずは、酵素の性質についてです。

①最適（至適）温度がある。
②最適（至適）pHがある。

どちらも、国家試験で問われる事項ですが、少しひねって出題されますよ。例えば「生体内に存在するすべての酵素は37度、pH7付近で最も強い活性を示す」……答えは×ですね。胃の中のpHは2くらい（かなりすごい酸性）ですが、例えばペプシンというたんぱく質分解酵素はpH2で思いっきり活性化しています。

◉たんぱく質分解酵素は前駆体で分泌される

ちょっと話は逸れますが、ここで大切なことがあります。それは「たんぱく質分解酵素は前駆体の形で分泌される」ということです。例えば、先にも挙げたペプシンは、胃の中へはペプシノーゲンという前駆体の形で分泌されます。そして、胃酸の影響によって、たんぱく質を分解できるペプシンという酵素に変換されます。

なぜ、たんぱく質分解酵素は前駆体の形で分泌されるのでしょうか？

それは、たんぱく質を分解できる形で分泌されたら、胃や小腸などがどんどん消化されていってしまうからです。それでは、すごく困ってしまいますよね？

◉酵素は触媒

さらに酵素の分野での頻出事項は以下の通りです。

①酵素は触媒なので反応の前後では消費されない。
②酵素は触媒なので活性化エネルギーを低下させる。
③律速酵素とは一連の反応全体のスピードを決める酵素である。
④ミカエリス定数が小さくなると、酵素と基質との親和性は大きくなる。

ややこしいでしょうか？　でも、この4点については理屈抜きにとりあえず丸暗記してみてください。それだけで点数になります。③と④についてちょっとだけ補足しますね。

◉律速酵素は一連の反応全体のスピードを決める酵素

律速酵素は一連の反応全体のスピードを決める酵素のことをいいます。つまり、一連の反応でもっとも進みにくい（遅い）反応を触媒するんです。ちなみに、コレステロール合成の律速酵素はHMG-CoA還元酵素、コレステロールの異化の律速酵素は7 α -水酸化酵素です。

もうちょっと細かいところまでいきます。余裕がある方は覚えてみてください。脂肪酸のβ酸化の律速酵素はカルニチンパルミトイルトランスフェラーゼ。脂肪酸合成の律速酵素はアセチル-CoAカルボキシラーゼです。

◉ミカエリス定数は酵素と基質の親和性を示す

ミカエリス定数の定義は「酵素が最大速度の半分の速度で働く時の基質濃度」です。これも余裕があれば、「ミカエリス定数というのは酵素が最大速度の半分の速度で働く時の基質濃度だから、ミカエリス定数が小さくなると、酵素と基質との親和性は大きくなるんだな」と納得してみてください。なんだか頭がパンクしそうな方は、またいつか勉強すれば良いと思います。

◉頻出の酵素を覚えよう

では次に、酵素の名称と、その名前から想像できる酵素の働きを覚えておきましょう。

①アミラーゼ：糖質を分解する酵素
②リパーゼ：脂質を分解する酵素
③ペプシン、キモトリプシン：たんぱく質を分解する酵素
④～キナーゼ（例えばヘキソキナーゼなど）：リン酸をくっつける（リン酸化）酵素
⑤～ホスファターゼ（例えばグルコース6ホスファターゼなど）：リン酸を外す酵素
⑥～デヒドロゲナーゼ（例えばピルビン酸デヒドロゲナーゼなど）：脱水素酵素

覚えることがたくさんですね。でも、酵素の名前が出てくるたびに、「なるほど、なるほど」なんて思いながら復習を重ねてみてくださいね。

◉ビタミンCは補酵素型を持たない

それでは、最後に問題です。酵素の本体はたんぱく質ですが、補酵素って何から作られますか？

これ、意外に難しい問題ですよね？　補酵素は、ビタミンCを除く水溶性ビタミンから作られます。つまり、摂取した水溶性ビタミンは生体内で補酵素として働くわけです。ちなみに、補酵素の働きは眠っている酵素をたたき起すことでしたよね。

酵素

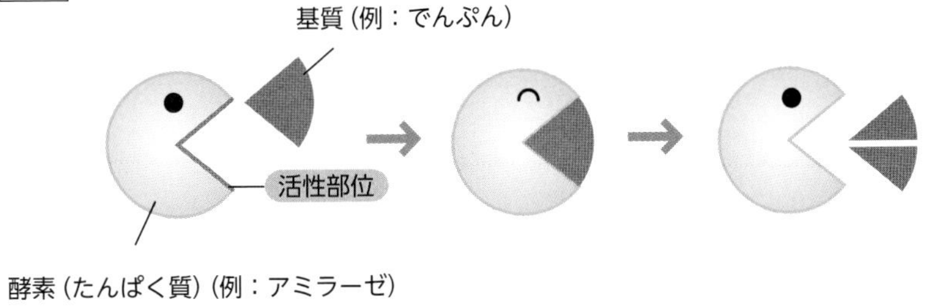

・最適温度、最適pHが存在
・基質特異性

補酵素（ビタミンC以外の水溶性ビタミンからできる）

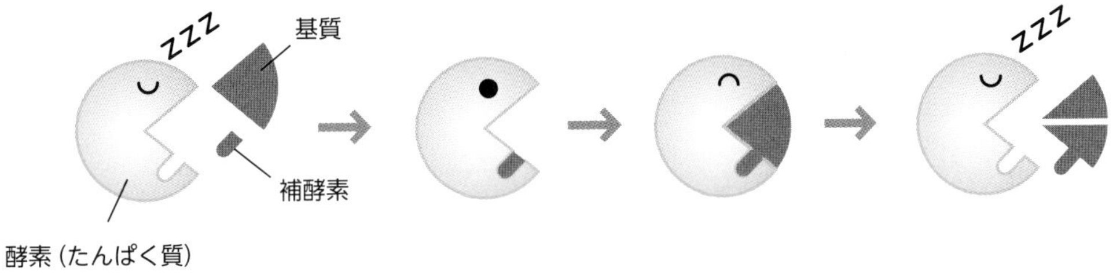

問題

①生体内で働くすべての酵素の最適pHは7前後である。○か×か？

②律速酵素は一連の反応でもっとも速い反応を触媒する。○か×か？

③ミカエリス定数が大きいと、酵素と基質の親和性が高い。○か×か？

④キナーゼはリン酸を外す酵素である。○か×か？

答え

①×

②×

③×

④×

第15講 消化と吸収

基礎栄養学

いよいよ第1章最終講義です。気合を入れていきましょう。今日のテーマは消化と吸収です。①デンプンの消化と吸収、②たんぱく質の消化と吸収、③脂質の消化と吸収、④消化管ホルモン、について順番に解説していきます。消化酵素とかすごくたくさん出てくるとイヤになってしまうので、できるだけシンプルにいきますね。

◉デンプンはグルコースにまで消化されてから吸収される

まずは、デンプンの消化と吸収からです。

ちなみに、消化というのは栄養素がちゃんと吸収されるように分解されることです。デンプンはグルコースがたくさんつながったものですよね。私たちはグルコースがたくさんつながったような大きな分子を小腸から吸収することができません。そこで消化酵素によってだんだんと分解して小さくして、その後吸収するんです。

具体的に解説します。

デンプンが口に入ると、まずは唾液のアミラーゼの作用を受けます。そうすると、デンプンはあちらこちらがブチブチと切れて少し短くなります。

そして、食道、胃を経由して十二指腸に到達すると、膵臓から分泌されるアミラーゼによってさらに短くなります。この段階で、すごく長かったデンプンは、グルコースが2個だけつながったマルトースになります。

そして吸収される直前（ほんとに直前です）、小腸粘膜上で、このマルトースはさらに短く、つまりグルコースにまで分解されます。こうやって、小腸粘膜上で「マルトースが消化されてグルコースになるのと同時に吸収されること」を**膜消化**といいます。

吸収されたグルコースは**門脈**を経由して**肝臓**に入り、その後血流に乗って、身体のあちらこちらに運ばれます。門脈というのは、小腸から吸収された栄養素を集めて肝臓に流れ込ませるための血管のことですよ。

◉たんぱく質はアミノ酸またはジペプチドにまで消化されてから吸収される

次に、たんぱく質の消化と吸収についてです。

たんぱく質はアミノ酸がたくさんつながったものですよね。アミノ酸がたくさんつながったような大きな分子では吸収することができないので、消化酵素によってだんだんと分解して小さくして、その後吸収するんです。

具体的に解説します。

たんぱく質の消化は胃から始まります。そして、十二指腸と空腸で、アミノ酸1個やアミノ酸が

2個つながったもの（ジペプチド）や3個つながったもの（トリペプチド）にまで分解されます。そして吸収されるのですが……アミノ酸1個の状態よりもジペプチドやトリペプチドの方が吸収スピードは速いんです。

吸収されたアミノ酸やジペプチド、トリペプチドは、グルコースの時と同じように門脈を経由して肝臓に入り、その後全身に運ばれます。

◉トリグリセリドはモノグリセリドと脂肪酸に消化されてから吸収される

次に、脂質（トリグリセリド）の消化と吸収についてです。

トリグリセリドは、グリセロールに脂肪酸が3つエステル結合したものですよね。トリグリセリドの消化は口から始まりますが、主な消化場所は十二指腸です。トリグリセリド、リパーゼ（トリグリセリドを分解する酵素）、胆汁酸（胆汁酸の働きは、油であるトリグリセリドと、水に溶けているリパーゼをいい感じになじませること）がごちゃまぜになって胆汁酸ミセルというものを形成し、トリグリセリドはモノグリセリドと脂肪酸2つに分解されます。

そして、小腸から吸収されるのですが……吸収されるとまたすぐにトリグリセリドに戻ります。このトリグリセリドはキロミクロンに包まれて、リンパ管に移行し、そして、最終的には血液中に出てきます。キロミクロンに包まれて血液中に出てくる……この後のお話は、リポたんぱく質の講（第6講）を復習しておいてください。

ちなみに、短鎖脂肪酸や中鎖脂肪酸（最近はMCTオイルとして売られていますね）は水溶性の栄養素と同様、門脈経由で運ばれますので、あわせて覚えておきましょう。

◉消化管ホルモンは３つ覚える

最後に、消化管ホルモンのお話をします。もうひと頑張りしましょう。

消化管ホルモンで押さえておきたいのは「ガストリン」「コレシストキニン」「セクレチン」の3つです。では1つずつ説明していきますよ。

◉ガストリンは胃酸の分泌を促進する

まずは**ガストリン**です。

ガストリンは胃のG細胞から分泌されます。分泌されたガストリンは血流に乗って胃のガストリン受容体にひっつき、壁細胞からの胃酸分泌を促します。

では、何のために胃酸を出すのでしょうか？

その理由の1つは、胃酸によって胃の中が酸性になると、ペプシノーゲン（主細胞から分泌される）がペプシンになるからです。ペプシンはたんぱく質を分解する消化酵素で、ペプシノーゲンはその前駆体です。ですから、ガストリンは、アミノ酸（たんぱく質）に反応して分泌されるんですよ。「たんぱく質を分解する酵素は前駆体の形で分泌される」……これも国家試験では重要事項です。

胃酸の分泌

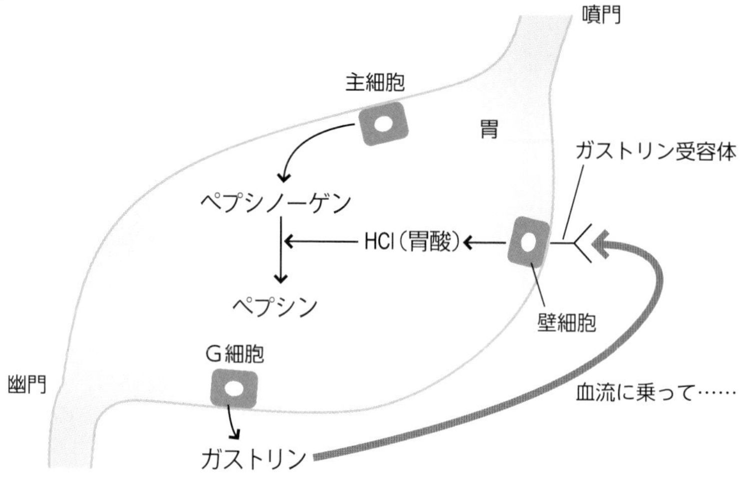

◉コレシストキニンは胆のうを収縮させて胆汁の分泌を促進させる

次にコレシストキニンです。

脂肪酸（脂質）が十二指腸に到達すると、十二指腸のI細胞からコレシストキニンが分泌されます。

コレシストキニンの主な役割は胆のうの収縮です。胆のうには、肝臓で作られた胆汁が蓄えられています。この胆汁が、胆のうの収縮によって十二指腸に搾り出されるわけです。ついでに、「コレシストキニンは膵臓に働きかけて消化酵素の産生を促す」ということも覚えておいてください。

ところで、胆汁の役割は何なんでしょうか？

胆汁の中には胆汁酸が入っているのですが、この胆汁酸は食べた脂質を乳化するのに役立っています。脂質は乳化されることによって、リパーゼ（酵素）の作用を受けられるようになります。水に溶けない脂質と水に溶ける酵素が接触するためには、乳化剤としての胆汁酸が必要なんです。

ちなみに、胆汁酸の材料はコレステロールですよね。忘れてしまっている方は、コレステロールの講（第8講）をもう1度復習しておいてください。

◉セクレチンは胃酸の中和に関与する

次にセクレチンです。

セクレチンもコレシストキニンと同様、十二指腸から分泌されるホルモンです。セクレチンは、胃酸に反応して分泌され、膵臓から重炭酸イオン（アルカリ性の液）を分泌させます。酸性の胃酸をアルカリ性の重炭酸イオンで中和するんですよ。

コレシストキニン

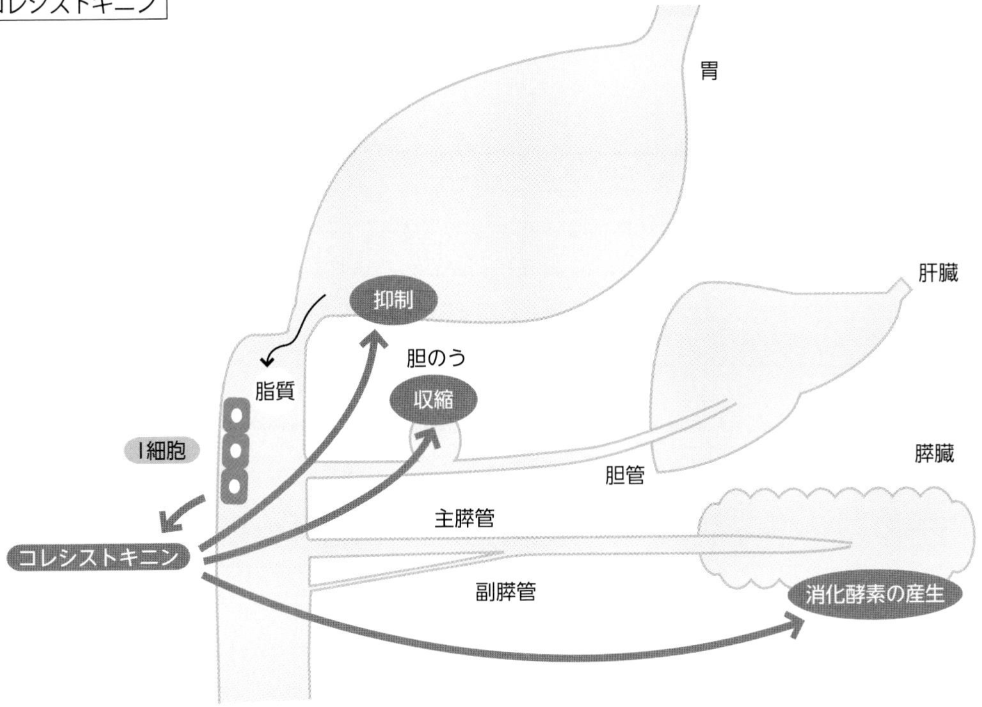

セクレチン

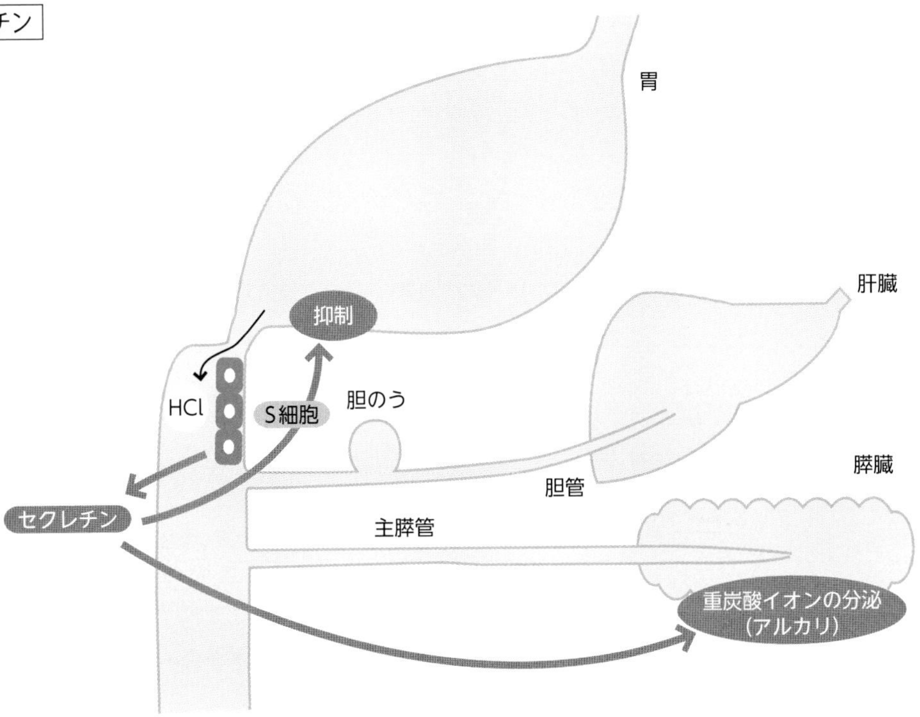

◉コレシストキニンやセクレチンは胃の運動を……

では、最後に問題です。「セクレチンやコレシストキニンは胃の運動を活発にする」というのは、○でしょうか、×でしょうか？

どうでしょうか？　これは、セクレチンやコレシストキニンが十二指腸から分泌されることを知っていれば、常識で解ける問題です。正解は×です。

セクレチンやコレシストキニンは、食べ物が十二指腸に来た時に分泌されるホルモンですよね？　ということは……もし、セクレチンやコレシストキニンが胃の運動を活発にしてしまったら？　食べても食べても、まだまだ胃が動いてしまって、永遠に食べちゃいます。ですから、セクレチンやコレシストキニンは胃の運動を抑制しなくてはなりません。

問題

①マルトースが小腸粘膜上で消化されると同時に吸収されることを何という？
②トリグリセリドとリパーゼをミセル化するために必要なのは？
③吸収後リンパ管に移行する栄養素は？
④胃酸の分泌を促進する消化管ホルモンは？
⑤コレシストキニンは胃の運動を促進する？　抑制する？

答え

①膜消化
②胆汁酸
③トリグリセリド（脂溶性の栄養素）
④ガストリン
⑤抑制する

第2章

色々な臓器と病気について勉強しよう

さて、今日からいよいよ第2章に突入です。ここでは、臓器の役割と、その臓器が病気にかかった場合にどうなってしまうのかを学んでいきます。覚えることが多いようにみえますが、実は第1章で学んだことの復習になっている部分もたくさんありますので、きちんと第1章で学んだことを覚えているかの確認も兼ねて頑張りましょう。

第16講　肝臓の働き①
第17講　肝臓の働き②
第18講　肝臓の病気
第19講　黄疸
第20講　肝臓が悪い時の食事
第21講　腎臓の働き①
第22講　腎臓の働き②
第23講　腎臓の病気と腎臓が悪い時の食事
第24講　浸透圧と浮腫
第25講　甲状腺ホルモンと副甲状腺ホルモン
第26講　副腎皮質ホルモン
第27講　副腎髄質ホルモン
第28講　副腎皮質・副腎髄質の病気
第29講　血圧
第30講　逆流性食道炎
第31講　胃
第32講　大腸の病気
第33講　貧血
第34講　心臓
第35講　肺の病気
第36講　痛風
第37講　熱中症と脱水
第38講　糖尿病

第16講 肝臓の働き①

人体の構造と機能　基礎栄養学　臨床栄養学

管理栄養士国家試験で得点をとるためには、丸暗記ではいけません。例えば肝臓の問題を解くためには「まずは正常な肝臓の働きを理解する」→「肝硬変非代償期ではこれらの肝臓の働きがダメになることを理解する」→「であれば、どういう食事をとったら良いのかを考える」→「ここで通常の食事についても勉強しておけばさらに理解が深まる」という感じですよ。

◉肝臓には9個の働きがある

まずは肝臓の働きを9個挙げてみます。

①肝臓は水溶性の栄養素が最初に入る臓器です。
②肝臓は糖新生が進行する臓器です。
③肝臓はグリコーゲンを蓄えておく臓器です。
④肝臓は脂質（トリグリセリドやコレステロール）を合成する臓器です。
⑤肝臓はアルブミンを合成する臓器です。
⑥肝臓はアンギオテンシノーゲンやフィブリノーゲンを合成する臓器です。
⑦肝臓はビタミンDを活性化する臓器です。
⑧肝臓は尿素回路が進行する臓器です。
⑨肝臓はビリルビンのグルクロン酸抱合とくみ出しを行う臓器です。

どうですか？　なんかピンとこないでしょうか？

では1つずつ詳しく説明していきますね。今日は①～④までを説明します。実は、肝臓の働きってこれまで勉強してきたことばかりなんですよ。

◉肝臓は水溶性の栄養素が最初に入る臓器（①）

水溶性の栄養素、例えばグルコースやアミノ酸、水溶性ビタミン、ミネラルなどは、小腸（多くは空腸）から吸収されます。そして吸収されたこれらの栄養素は、**門脈**という血管を経由して肝臓に入った後、全身に運ばれるんでしたよね。

ちなみに、脂溶性の栄養素も、水溶性の栄養素と同様、小腸から吸収されますが、**リンパ管**を経て鎖骨下静脈に入った後、全身に運ばれるんですよ。

◉肝臓は糖新生が進行する臓器（②）

肝臓は、**糖新生**が主に進行する臓器です。糖新生というのは、糖ではないもの、例えばアラニンなどのアミノ酸や乳酸からグルコースが作られることでしたよね。

ちなみに、糖新生は肝臓だけではなく、腎臓でも少しだけ進行します。

◉肝臓はグリコーゲンを蓄えておく臓器（③）

糖が余っている時、肝臓では**グリコーゲン**を合成し、貯蔵しておきます。そして、運動をしたり空腹になったりして糖が足りなくなると、グリコーゲンをグルコースにまで分解して血糖値を上昇させます。

ところで覚えていますか？　グリコーゲンを貯蔵している主な臓器は肝臓と筋肉ですが、肝臓の方が濃度が高くて、筋肉の方が量が多いんでしたよね（筋肉は身体にたくさんあるから）。さらに、肝臓のグリコーゲンはグルコースにまで分解されて血糖値の維持に関与しますが、筋肉のグリコーゲンはグルコースになれないので血糖値の維持に関与しない（肝臓にはグルコース6ホスファターゼがあるけれど、筋肉にはグルコース6ホスファターゼがないからです）。これも大切です。覚えておきましょう。

◉肝臓は脂質（トリグリセリドやコレステロール）を合成する臓器（④）

肝臓は**脂質**を合成する臓器です。トリグリセリドやコレステロールを合成していますよね。

これら合成された脂質はVLDLによって全身に運ばれるんです。ここ、忘れてしまっている方は、リポたんぱく質の講（第6講）を復習しておいてください。

問題

①水溶性の栄養素が肝臓に運ばれる時に通る血管の名前は何ですか？

②糖新生が進行する臓器を2つ答えましょう。

③肝臓と筋肉、どちらの方がグリコーゲンを高濃度に蓄えていますか？

④肝臓で合成された脂質は何に包まれて血液中を運ばれますか？

答え

①門脈

②主に肝臓、一部腎臓

③肝臓

④VLDL

第17講　肝臓の働き②

人体の構造と機能　基礎栄養学　臨床栄養学

昨日に引き続き、健常な肝臓の働きを勉強しましょう。昨日覚えたことを忘れてしまっていたら、もう1度復習しておいてくださいね。今日は⑤〜⑨までの説明をします。肝臓の働きをしっかり理解しておくことが合格への近道です。

◉肝臓には9個の働きがある

もう1度、肝臓の働きを9個挙げておきます。

①肝臓は水溶性の栄養素が最初に入る臓器です。	
②肝臓は糖新生が進行する臓器です。	何か（糖や脂質やタンパク質）を合成する
③肝臓はグリコーゲンを蓄えておく臓器です。	
④肝臓は脂質（トリグリセリドやコレステロール）を合成する臓器です。	
⑤肝臓はアルブミンを合成する臓器です。	
⑥肝臓はアンギオテンシノーゲンやフィブリノーゲンを合成する臓器です。	
⑦肝臓はビタミンDを活性化する臓器です。	
⑧肝臓は尿素回路が進行する臓器です。	解毒する
⑨肝臓はビリルビンのグルクロン酸抱合とくみ出しを行う臓器です。	

今日は⑤〜⑨までを説明します。

◉肝臓はアルブミンの合成をする臓器（⑤）

肝臓では色々なたんぱく質を合成しています。その代表選手が**アルブミン**です。アルブミンの働きでおさえておきたいのは2つです。1つ目は、遊離脂肪酸を運ぶことです。貯蔵脂肪中のトリグリセリドがホルモン感受性リパーゼで分解されると脂肪酸が切り離されますよね（切り離された脂肪酸を遊離脂肪酸といいます）。この遊離脂肪酸を運ぶのがアルブミンです。つまりアルブミンはリポたんぱく質としても活躍するんです。2つ目は、**血漿膠質浸透圧**の維持です。アルブミンは血液の浸透圧を保つために大切なものなんです。血液の浸透圧が保たれていないと、血液中の水分が血管外に移動してしまい、浮腫が生じます。浸透圧と浮腫については、また別の日に詳しく説明します。

◉肝臓はアンギオテンシノーゲンやフィブリノーゲンを合成する臓器（⑥）

アンギオテンシノーゲンは肝臓で合成されるペプチドで、体内で代謝されて最終的にはアンギオテンシンⅡになります。アンギオテンシンⅡは思いっきり血圧を上昇させる物質です。したがって、アンギオテンシノーゲンも血圧の上昇に関わる物質といえます。詳しくは血圧の講（第29講）

で勉強しましょう。ちなみに、フィブリノーゲンは血液凝固に関与するたんぱく質です。

◉肝臓はビタミンDを活性化する臓器（⑦）

肝臓は**ビタミンD**の活性化をする臓器です。摂取したビタミンDは肝臓と腎臓で活性化され、機能を発揮するようになります。逆にいうと、ビタミンDは肝臓と腎臓で活性化されないと機能を発揮できないんです。ビタミンDの主な働きは、「小腸からのカルシウムの吸収を促進する」ですよ。ちなみに、ビタミンDの活性化は肝臓と腎臓の両方で活性化される必要がありますので、肝臓、腎臓どちらかがダメになっても困るんです。

◉肝臓は尿素回路が進行する臓器（⑧）

尿素回路（オルニチン回路）は主に肝臓、一部腎臓で進行します。

尿素回路の働きを覚えていますか？　尿素回路は、アミノ酸の代謝で生じたアンモニアを解毒する回路でしたよね。具体的にはアンモニアから尿素を作る回路です。ちなみに尿素は尿として排泄されますよ。尿素回路というと何となく腎臓や膀胱で進行しそうなイメージがありますが、尿素回路が進行する主な臓器は肝臓です。

◉肝臓はビリルビンのグルクロン酸抱合とくみ出しを行う臓器（⑨）

肝臓はビリルビンの**グルクロン酸抱合**を行う臓器です。さらにグルクロン酸抱合したビリルビンを胆汁へとくみ出すのも肝臓の働きです。

なお、ビリルビンは赤血球色素が代謝されたもので、黄色い色をしています。これが血液中にたくさん出てくると黄疸をきたします。詳しくは黄疸の講（第19講）で説明します。

◉肝臓は何かを合成したり、解毒したりする臓器

ところで気づきましたか？　肝臓は何かを合成したり、解毒したりする臓器なんです。②③は糖の合成、④は脂質の合成、⑤⑥はたんぱく質の合成ですね。⑦はビタミンDの合成といえば合成かな？　⑧⑨が解毒ですね。

✿ 問題

①血漿膠質浸透圧の維持に関与するたんぱく質で、肝臓で合成されるものは何？
②赤血球色素が代謝された黄色い色をした物質は何？
③尿素回路は何を解毒する回路ですか？

✿ 答え

①アルブミン
②ビリルビン
③アンモニア

第18講 肝臓の病気

人体の構造と機能　臨床栄養学

第16講と第17講では、健常な肝臓の働きを理解しましたよね。肝硬変になると、これらの働きが、だんだんとダメになってしまうんです。今日の目標は、肝硬変とはどんな病気なのかを理解することです。

◉肝硬変の原因はC型肝炎（ウイルス性）が多い

肝硬変の原因としては、B型肝炎、C型肝炎、アルコール、非アルコール性脂肪肝（NASH）などが挙げられますが、もっとも多いのは**C型肝炎**です。

◉肝硬変非代償期では肝臓の働きがダメになる

今日は肝硬変の非代償期についてお話します。非代償期というのは、肝臓がかなりやられてしまっていて、肝臓本来の働きがほとんどできない状態です。

それでは、肝臓の正常な働きを復習しながら、肝硬変非代償期について理解していきましょう。

◉肝臓は水溶性の栄養素が最初に入る臓器だから……

水溶性の栄養素は、吸収されると門脈を介して肝臓に入るんでしたよね。肝硬変になって肝臓が硬くなると、門脈圧が亢進して血液がうっ滞します。そうすると、血液中の水分が血管外へと浸み出し、**腹水**が生じます。

さらに、うっ滞した血液がどうにかして前に進みたいと頑張ってしまうため、食道の近くの血管を通る迂回路が形成されてしまいます。これが**食道静脈瘤**の原因です。

◉肝臓は糖新生が進行したりグリコーゲンを蓄えたりする臓器だから……

糖新生も、蓄積しているグリコーゲンの分解も、その目的は血糖値が下がってしまった時に血糖値を上昇させることです。肝硬変では糖新生もできなくなってしまいますし、グリコーゲンの蓄積もできなくなってしまいます。したがって、肝硬変になると**低血糖**のリスクが高まります。

◉肝臓は尿素回路が進行する臓器だから……

尿素回路は、アミノ酸の代謝で生じたアンモニアを解毒する回路ですよね。したがって、肝硬変になるとアンモニアの解毒ができなくなり、血中のアンモニア濃度が上昇します。血中アンモニア濃度の上昇は、肝性脳症の原因の1つだといわれています。

肝性脳症には他にも原因があります。それは、血液の**フィッシャー比**の低下です。フィッシャー比とは、BCAA/AAAで表される分岐鎖アミノ酸と芳香族アミノ酸の比率です。分岐鎖アミノ酸

(BCAA) はバリン、ロイシン、イソロイシン。芳香族アミノ酸 (AAA) はフェニルアラニン、チロシンです。トリプトファンも芳香族アミノ酸ですが、フィッシャー比の計算の時は、トリプトファンは芳香族アミノ酸からは抜いて計算します。

ちなみに、肝臓は、分岐鎖アミノ酸 (BCAA) は代謝できないけれど、芳香族アミノ酸 (AAA) は代謝できる臓器なんです。したがって、肝臓がダメになると、これまで代謝していた芳香族アミノ酸の代謝ができなくなってしまいます。すると血液中の芳香族アミノ酸が増えますから、フィッシャー比 (BCAA/AAA) は小さくなってしまうんですよ。

◉肝臓は脂質を合成する臓器だから……

肝臓ではトリグリセリドやコレステロールが合成されます。肝硬変ではこれらの合成ができなくなるので、低トリグリセリド血症や低コレステロール血症のリスクが高まります。

◉肝臓はアルブミンを合成する臓器だから……

肝硬変になるとアルブミンの合成ができなくなるため、血中アルブミン濃度は低下します。アルブミンは血液の浸透圧を保つために重要な働きをしていますので、結果的に浮腫が生じます。詳しくは浸透圧と浮腫の講 (第24講) で勉強しましょう。

◉肝臓はビリルビンのグルクロン酸抱合とくみ出しを行う臓器だから……

赤血球が壊れた時に出てくる赤血球色素。この赤血球色素が代謝されたものが**ビリルビン**（黄色い）ですよね。

肝臓は、このビリルビン (脂溶性) をグルクロン酸抱合して水溶性にした後、胆汁へとくみ出します。肝硬変では、このくみ出しがダメになってしまいます。

くみ出しがダメになると、ビリルビンが溜まってしまいます。溜まってしまったビリルビンは血液中に出てきてしまいます。すると**黄疸**をきたします。詳しくは黄疸の講 (第19講) で説明しますね。

◉肝臓はビタミンDを活性化する臓器だから……

ビタミンDは肝臓と腎臓で活性化され、活性化ビタミンDとなった後に機能を発揮します。ビタミンDの主な機能はカルシウムの吸収ですから、肝硬変になるとカルシウムの吸収が低下します。カルシウムの吸収が低下すると骨からカルシウムが溶け出すため、肝硬変では骨粗鬆症のリスクが高まります。

少しだけ補足します。カルシウムの吸収が低下しても、そう簡単には低カルシウム血症にはなりません。というのも、血中のカルシウム濃度は、カルシウムを骨に出し入れすることで厳密にコントロールされているからです。このカルシウム濃度のコントロールに大切な働きをしているのが、甲状腺から分泌されるカルシトニンと、副甲状腺から分泌されるパラトルモンです。詳しくは、甲状腺ホルモン・副甲状腺ホルモンの講 (第25講) で勉強しましょう。

◉肝臓はアンギオテンシノーゲンやフィブリノーゲンを合成する臓器だから…

アンギオテンシノーゲンは血圧を上昇させるのに大切なペプチドです。したがって、肝硬変がひどくなると血圧は低下します。

フィブリノーゲンは血液を固めるために必要なたんぱく質です。したがって、肝硬変では血液が固まりにくくなります。

問題

①肝硬変の原因としてもっとも多いのは何？

②肝硬変で門脈圧が亢進することにより生じる不都合を2つ挙げなさい。

③フィッシャー比とは何と何の比？

④低アルブミン血症により血漿膠質浸透圧が低下すると何が起きる？

⑤肝臓で脂溶性のビリルビンを水溶性にすることを何という？

⑥肝硬変では高血糖になる？　低血糖になる？

答え

①C型肝炎

②腹水と食道静脈瘤

③BCAA/AAA（分岐鎖アミノ酸／芳香族アミノ酸）

④浮腫

⑤グルクロン酸抱合

⑥低血糖

第19講 黄疸

人体の構造と機能　臨床栄養学

今日は、黄疸のお話です。丸暗記ではいけません。「なぜ黄疸が起こるのか？」「その黄疸では間接ビリルビンと直接ビリルビンのどちらが上昇しているのか？」までちゃんと理解しておく必要がありますよ。今日解説する黄疸の原因は「肝硬変」「溶血性貧血」「胆管の詰まり」の3つです。

◉血中のビリルビンが高くなると黄疸をきたす

ビリルビンは黄色い色をしています。ですから、血中の総ビリルビン濃度が高くなると（2.0mg/dL以上）黄疸をきたします。

ここでいう総ビリルビンというのは、間接ビリルビンと直接ビリルビンを足した値です。

ところで、間接ビリルビンと直接ビリルビンの区別はついていますか？

◉間接ビリルビンが肝臓でグルクロン酸抱合されると直接ビリルビンになる

間接ビリルビンと直接ビリルビンの違いについて説明します。ちょっとややこしいかもしれませんが、ゆっくり落ち着いて勉強しましょう。

赤血球は約120日の寿命を終えると、脾臓で壊されてしまいます。すると、赤血球から赤血球色素が出てきます。この赤血球色素が代謝されたものが**間接ビリルビン**です。間接ビリルビンの特徴は脂溶性であるということです。

この脂溶性の間接ビリルビンは、肝臓でグルクロン酸抱合され水溶性の**直接ビリルビン**になります。私たちの身体は脂溶性のものよりも水溶性のものの方が体外へ排出する時に便利ですから、脂溶性の間接ビリルビンを直接ビリルビンに変える必要があるんですよ。

その後、直接ビリルビンは胆汁中へとくみ出され、便として体外へ排泄されます。便の色がちょっぴり黄色いのは、直接ビリルビンが含まれているからです。

まとめます。赤血球色素が代謝されたものが間接ビリルビン（脂溶性）、この間接ビリルビンが肝臓でグルクロン酸抱合されると直接ビリルビン（水溶性）になります。直接ビリルビンは胆汁中へとくみ出され、便として体外へ排泄されます。

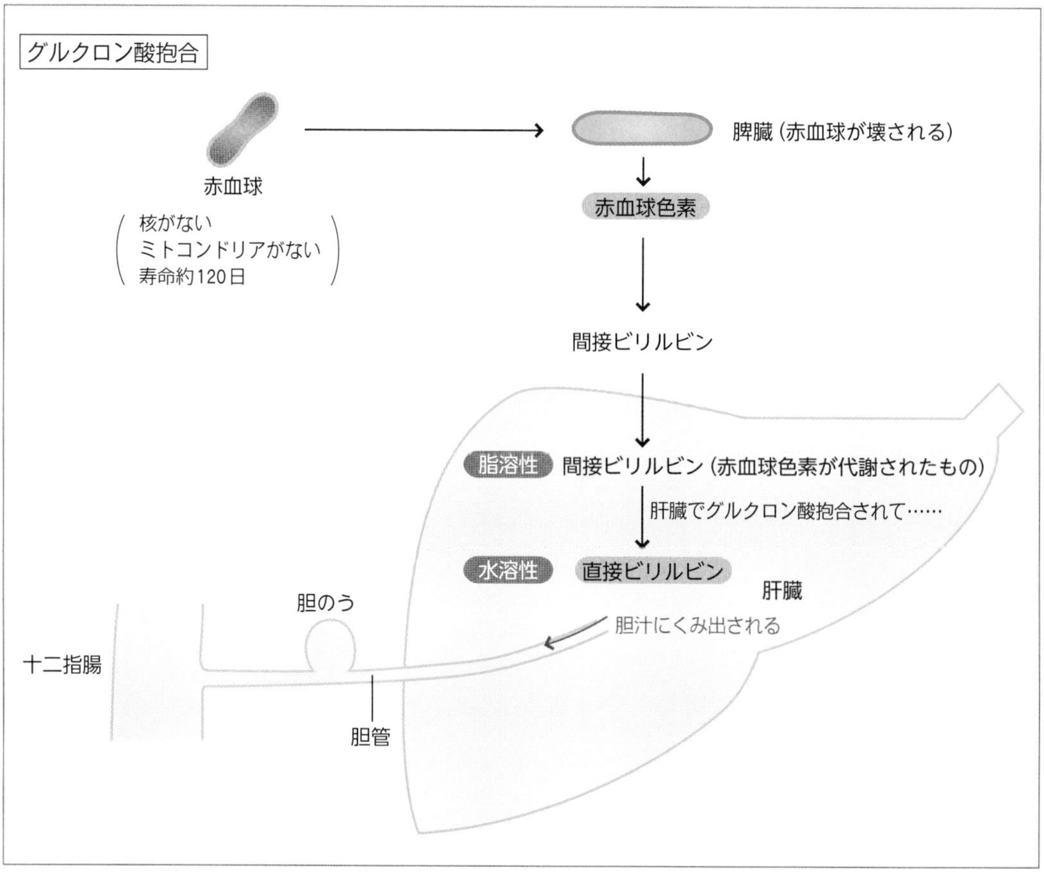

◉肝硬変では血中直接ビリルビンが上昇して黄疸をきたす

肝硬変では、グルクロン酸抱合がダメになるというよりも、グルクロン酸抱合されたビリルビン（直接ビリルビン）を胆汁中にくみ出せなくなることが多いようです。この場合は、直接ビリルビンが血液中に漏れ出してきて、黄疸をきたします。

◉溶血性貧血では血中間接ビリルビンが上昇して黄疸をきたす

溶血性貧血では、一気にたくさんの赤血球が壊れてしまうため、間接ビリルビンが上昇します。肝臓の機能は正常なので、グルクロン酸抱合をすることはできるのですが、間接ビリルビンの量があまりに多いために、グルクロン酸抱合が追い付かず、血中間接ビリルビンが上昇して黄疸をきたします。

ちなみに、新生児黄疸で上昇するのも間接ビリルビンです。新生児は、肝臓でのグルクロン酸抱合があまり上手ではないからです。

◉胆管が詰まると血中直接ビリルビンが上昇して黄疸をきたす

胆管というのは肝臓から十二指腸に伸びている細い管で、胆汁の通り道ですよね。胆管が詰まる（閉塞する）ということは、肝臓でグルクロン酸抱合された直接ビリルビンが含まれている胆汁がうっ滞してしまうということです。すると、うっ滞した胆汁中の直接ビリルビンが血液中に漏れ出して、黄疸をきたします。

胆管が詰まる病気というのは、胆管癌や、ファーター乳頭（胆管と十二指腸がつながっている部分）の腫瘍、胆石などです。また、膵臓癌などで膵臓が腫れて胆管が押しつぶされた時にも、胆管は詰まります。

✽ 問題

①血中の総ビリルビン濃度がどのくらいになると黄疸をきたしますか？
②肝臓でグルクロン酸抱合されたビリルビンは、直接ビリルビン？　間接ビリルビン？
③溶血性貧血の時に血中で上昇するのは、直接ビリルビン？　間接ビリルビン？
④胆管癌の時に血中で上昇するのは、直接ビリルビン？　間接ビリルビン？

✽ 答え

①2.0mg/dL
②直接ビリルビン
③間接ビリルビン
④直接ビリルビン

第20講 肝臓が悪い時の食事

臨床栄養学

今日は肝硬変非代償期を中心に肝臓が悪い時の食事について勉強しましょう。「え？ 肝硬変の時の食事？　そんなの全部覚えるの!?」なんて焦らなくても大丈夫です。肝臓の正常な働き、そして、肝硬変がどんな病気なのかを理解していれば、理屈で覚えられますよ。

◉肝硬変では糖新生やグリコーゲンの合成・分解ができなくなるので……

肝硬変では糖新生やグリコーゲンの合成・分解ができなくなるので、低血糖のリスクが高まります。そこで、夜間食として糖質の補給を行います。

国家試験で「肝硬変非代償期では夜間食として脂質の補給を行う」という問題が出たら×ですよ。正解は糖質の補給です。

◉肝硬変では尿素回路でのアンモニアの解毒ができなくなるので……

肝硬変ではアミノ酸の代謝（アミノ酸からエネルギーを得る）によって生じたアンモニアの解毒ができなくなっているので、高アンモニア血症のリスクが高まります。高アンモニア血症は肝性脳症の原因の1つと考えられていますので、血中アンモニア濃度を低く保つことは肝硬変において重要な課題の1つです。

そこで、肝硬変ではたんぱく質摂取の制限を行います。たんぱく質はアミノ酸がたくさんつながったものですから、たんぱく質摂取を制限すればアミノ酸の代謝も抑えられ、アンモニアの生成も抑えられます。

ここでもう1つ大切なこと。それは、たんぱく質摂取を抑えると同時にエネルギーの高い食事をとる、ということです。エネルギーの摂取が少ないと、体たんぱく質が分解されてエネルギー産生に使われてしまいます。当然、体たんぱく質もアミノ酸がたくさんつながったものですから、体たんぱく質がエネルギー産生に使われるとアンモニアが生成されてしまいますよね。ですから、肝硬変では「**低たんぱく質高エネルギー食**」が基本です。

さらに、便秘になると腸内細菌がアンモニアを作ってしまいますので、便秘を防ぐために食物繊維の多い食事を摂取する必要があります。また、ラクツロース（オリゴ糖）を投与することもあります。

◉肝硬変ではフィッシャー比を上げる必要がある

高アンモニア血症以外の肝性脳症の原因として挙げられるのが**フィッシャー比**の低下です。フィッシャー比というのは、血中のBCAA/AAA（分岐鎖アミノ酸／芳香族アミノ酸）のことでしたよね（第18講参照）。このフィッシャー比の低下が良くないわけですから、肝硬変では**分岐鎖アミノ酸（BCAA）**の投与を行い、フィッシャー比を上昇させます。

◉肝臓が悪い時は鉄の摂取を控える

肝硬変、C型肝炎、非アルコール性脂肪肝（NASH）などでは、肝臓への鉄毒性が示唆されているため、鉄の過剰摂取に注意します。

◉脂肪肝では脂肪の摂取を控えめに

問題です。脂肪肝では何を食べたら良いでしょうか？「え？　脂肪肝の時は何を食べるの？」なんて心配になるかもしれませんが、脂肪肝の時の食事は、適正なエネルギー量（1日に**標準体重（kg）×30（kcal）**）を摂取します。

ちなみに、脂肪肝はアルコールが原因になることが多いのですが、最近ではアルコールをあまり飲まないのに肥満などによって引き起こされる脂肪肝も増えてきています。これをNAFLD（非アルコール性脂肪性肝疾患）といいます。また、NAFLDの中でも炎症が進んでいくものをNASH（非アルコール性脂肪肝炎）と呼ぶので覚えておきましょう。

問題

①肝硬変で低血糖のリスクを減らすために、夜間食として補給するのはどんなもの？
②肝硬変で高アンモニア血症を防ぐために摂取を控える栄養素は？
③肝硬変でフィッシャーの低下を防ぐために摂取する栄養素は？
④脂肪肝の時の1日のエネルギー摂取はどの位が良い？

答え

①糖質
②たんぱく質
③分岐鎖アミノ酸（BCAA）
④30（kcal）×標準体重（kg）

第21講 腎臓の働き①

人体の構造と機能　基礎栄養学　臨床栄養学

今日は腎臓の働きを理解しましょう。ここをしっかり理解しておくことが大切です。「正常な腎臓の働きを理解する」→「腎臓の病気ではこの正常な働きが損なわれる」→「ではどんなものを食べたら良いのかを考える」……こんな風に頭の中を整理していきましょう。頭の整理の仕方は肝臓の時と同じです。

◉腎臓は尿を作る臓器

「尿はどこで作られると思いますか？」という質問をすると「膀胱！」という答えが返ってくることがありますが、尿が作られる臓器は**腎臓**です。

◉腎臓は血液をろ過して尿を作る

さて、腎臓には色々な働きがありますが、その1つが「尿を作る」です。まずは腎臓の**糸球体**をろ紙だとイメージしてみてください。この糸球体というろ紙で血液がろ過されるんです。

ろ紙の網目よりも大きなものはろ紙上に残ります。ろ紙の上に残るのは、例えば赤血球、白血球、血小板などの血球成分、それからアルブミンなどの分子量が大きいたんぱく質です。

では、ろ紙の網目を通り抜けるのはどんなものなのでしょうか？　例えば、水、グルコース、アミノ酸、ナトリウム、カルシウム、アルカリ、それから、カリウム、リン、クレアチニン、尿素、酸……こんなものがろ過されるんです。

だいたい1分間に100mLの血液がろ過されるわけなんですが、ろ過されたての液体のことを原尿、原尿がうけ止められる場所を**ボーマンのう**といいます。

◉腎臓は、身体に必要なものを尿細管から再吸収する

さて、この原尿のすべてが尿として排泄されてしまっては大変です。1分間に100mLの原尿ができるのですから、あっという間の身体中の血液（成人男性の血液の量は4～5リットル程度）がなくなってしまいます。

そこで、腎臓では、この原尿から身体に必要なものを血液中に再吸収（再び血液中に戻す）します。例えば、水、アミノ酸、グルコース、ナトリウム、カルシウム、アルカリなどの大部分は、腎臓の**尿細管（近位尿細管）**という場所から再吸収されます。ここでは、国家試験で特に狙われる水とナトリウムについてさらに詳しく解説しますね。

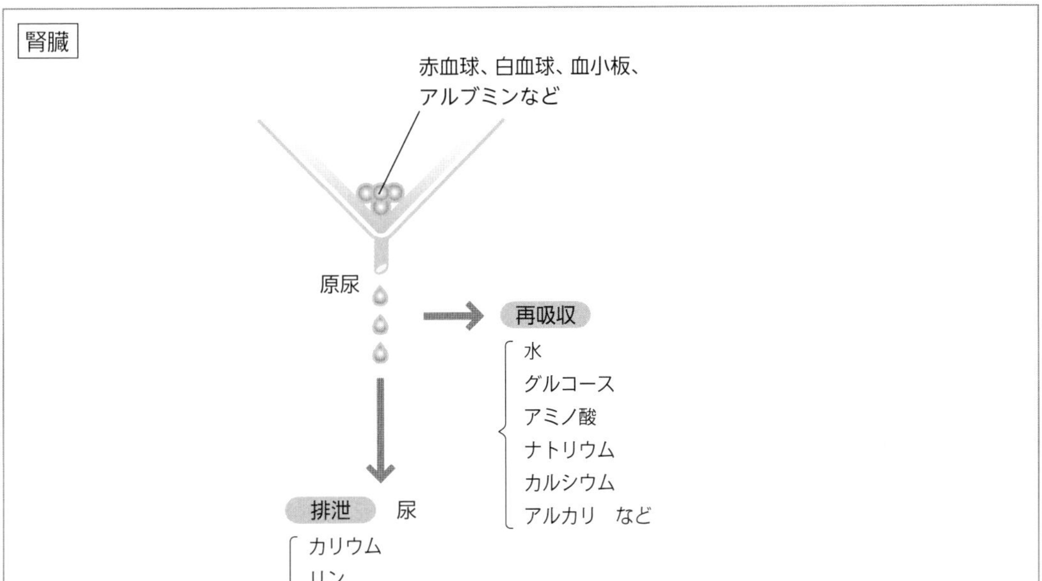

※正確には、カリウムやリンも再吸収されるのですが「カリウムやリンは排泄が調節されている」という意味でこのように示しました。

◉水の再吸収はバソプレシンの働きによって集合管で調整される

原尿中の水の多くは、腎臓の近位尿細管から再吸収されます（70％程度）。遠位尿細管という場所からも、かなり吸収されます（30％程度）。

近位尿細管と遠位尿細管からほとんどの水（98％とか）が再吸収されるのですが、残りの1～2％は**集合管**という部分から再吸収されます。この集合管からの水の再吸収の程度を決めるのが、**バソプレシン**というホルモンです。

バソプレシンは**脳下垂体後葉**から分泌され、集合管からの水の再吸収を促進するホルモンです。集合管からの水の再吸収が促進されれば、尿量が減るわけですから、バソプレシンは抗利尿ホルモンといわれています。

◉ナトリウムの再吸収は遠位尿細管で調節される

ナトリウムの再吸収は**遠位尿細管**で調節されています。このナトリウムの再吸収の程度を決めるのが**アルドステロン**というホルモンです。アルドステロンによって、遠位尿細管からのナトリウムの再吸収は促進されます。

アルドステロンについては、副腎皮質の講（第26講）で詳しくお話します。

再吸収

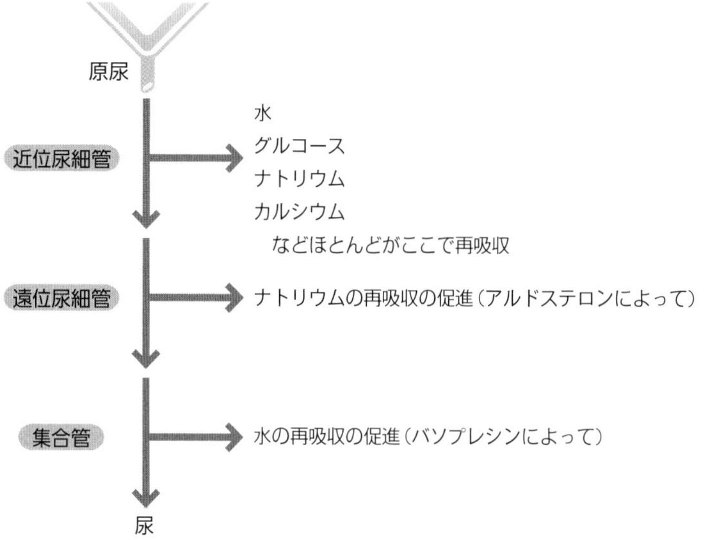

◉腎臓から排泄されるもの

カリウム、リン、クレアチニン、尿素、酸は、尿へと排泄されます。ちなみに、アルドステロンはナトリウムの再吸収を促進するだけでなく、カリウムの排泄を促進する働きもします。また、**クレアチニン**は食べたものに左右されず、体重（筋肉量）に応じて一定量排泄されています。

さ、ここまで大丈夫ですか？　腎臓で再吸収されるもの（水、グルコース、アミノ酸、ナトリウム、カルシウム、アルカリ）と、排泄されるもの（カリウム、リン、クレアチニン、尿素、酸）、このあたりをしっかりと覚えておくことが大切です。

腎臓は、尿を作るだけでなく、色々なミネラルの再吸収と排泄を調節して体液の恒常性を保つのにも役立っているんですね。

問題

①通常、アルブミンは腎臓の網目を通り抜けますか？
②集合管からの水の再吸収を促進するホルモンは？
③遠位尿細管からのナトリウムの再吸収を促進するホルモンは？

答え

①通り抜けない
②バソプレシン
③アルドステロン

第22講 腎臓の働き②

人体の構造と機能　基礎栄養学　臨床栄養学

昨日は、腎臓は血液をろ過して尿を作る臓器であることを学びました。しかし、腎臓の働きはそれだけではありません。今日は、腎臓のそれ以外の働きについて勉強しましょう。昨日と今日で勉強する「腎臓の働き」が壊れてしまうのが、明日勉強する腎臓の病気ですよ。

◉「血液をろ過して尿を作る」以外の腎臓の主な働きは5つある

「血液をろ過して尿を作る」以外の腎臓の働きとして、国家試験でよく問われるのは以下の5つです。

①レニンの分泌
②エリスロポエチンの分泌
②ビタミンDの活性化
④尿素回路
⑤糖新生

それぞれについて少しだけ詳しく解説していきます。

◉レニンは血圧を上げるホルモン

腎臓は**レニン**を分泌する臓器です。レニンというのは血圧を上げるホルモンです。詳しくは血圧の講（第29講）でお話しますね。

腎機能の障害による血圧の上昇は、レニン分泌の異常によることが多いといわれています。

ちなみに、「腎臓が悪いから血圧が高いんだよ」というように、原因が明らかな高血圧のことを**2次性の高血圧**、なぜだか良くわからないけれど様々な原因が組み合わさって血圧が高いことを**本態性高血圧**といいます。高血圧の人のほとんどは、本態性高血圧です。

◉エリスロポエチンは赤血球の産生を促進するホルモン

腎臓から分泌される**エリスロポエチン**は、骨髄にはたらきかけて赤血球の産生を促進させるホルモンです。腎性貧血は、エリスロポエチンの分泌低下によるものです。

◉ビタミンDの活性化は肝臓と腎臓で行われる

ビタミンDは吸収された後、肝臓と腎臓で活性化されることで活性化ビタミンDとなり、その機能（小腸からのカルシウムの吸収を促進する）を発揮します。

◉尿素回路は主に肝臓、一部腎臓で進行する

尿素回路、覚えていますか？　尿素回路は、アミノ酸の代謝で生じた有毒なアンモニアをエネルギー（ATP）を使って尿素に変える（解毒する）回路です。主に肝臓で進行しますが、腎臓にも尿素回路は存在します。

◉糖新生は主に肝臓、一部腎臓で進行する

糖新生は、アミノ酸や乳酸からグルコースを産生する経路です。主に肝臓で進行しますが、腎臓でも糖新生は起こります。

問題

①レニンはどこから分泌されますか？
②腎臓から分泌され赤血球の産生を促進するホルモンは何？
③ビタミンDを活性化する臓器はどことどこ？
④尿素回路が主に進行する臓器は？

答え

①腎臓
②エリスロポエチン
③肝臓と腎臓
④肝臓

第23講 腎臓の病気と腎臓が悪い時の食事

人体の構造と機能　臨床栄養学

国家試験で狙われる腎臓の病気といえば、ネフローゼと腎不全です。この2つの病気では、正常な腎臓の働きのどこがダメになってしまうのでしょうか？　今日はネフローゼと腎不全を中心に勉強していきましょう。もし、正常な腎臓の働きを忘れてしまっていたら、昨日と一昨日の腎臓の働きについてもう1度復習しておいてください。

◉ネフローゼではろ紙の網目がダバダバになる

腎臓には、血液をろ過する働きがありますよね。**ネフローゼ**は、この血液をろ過するろ紙の網目がダバダバになってしまう病気です。ろ紙の網目がダバダバになってしまうのですから、正常であれば網目に引っかかって尿に出てこないものまでが尿に出てきてしまうんです。

ネフローゼで尿に出てきてしまうもの。それはアルブミンです。ちなみに、腎臓で血液がろ過される部分は糸球体と呼ばれています。

◉ネフローゼでアルブミンが尿に漏れ出すと浮腫が生じる

ネフローゼでは**アルブミン**が尿に漏れ出してきてしまいます。すると、血液中のアルブミンが低下します。いわゆる低アルブミン血症です。

血液中のアルブミンは血液の浸透圧を保つのにとても大切な働きをしていますから、低アルブミン血症では血液中の水分が血管外へと移動していきます。すると浮腫が生じます。

浸透圧と浮腫については、明日第24講で詳しくお話します。

◉ネフローゼの診断基準

ここで、ネフローゼの診断基準についてお話します。**診断基準は丸暗記するのではなく**、ちゃんと理屈で考えてくださいね。

①尿たんぱく質3.5g/day以上の持続
②血清アルブミン3.0g/dL以下　…基準値4.5～5.5g/dL
③浮腫
④高LDLコレステロール血症

どうですか？

ネフローゼでは血中のアルブミンが尿に出てきてしまうのですから、①尿たんぱく質が増えて、②血中のアルブミンが低下するんです。この①と②がネフローゼの診断基準の必須条件です。

そして、血中アルブミンが低下すれば③浮腫が生じます。

さらに、血中アルブミンが低下することで、肝臓でのアルブミンの合成は高まります。肝臓が必死に頑張っている感じです。肝臓が必死に頑張ると、アルブミンだけでなく、ついでにコレステロールも合成してしまいます。そのため、④血中LDLコレステロールが上昇します。

◉ネフローゼではたんぱく質と食塩の摂取を減らす

まずネフローゼでは、たんぱく質の摂取をちょっとだけ減らします。たんぱく質はアミノ酸がたくさんつながったものですが、アミノ酸の代謝によって生じる尿素が少なからず腎臓に負担をかけるからです。

また、食塩の摂取も減らします。食塩の摂取が過剰になると、血圧が高くなり腎臓に流れ込む血液の量が過剰になって、やはり腎臓に負担をかけるからです。

ちなみに摂取エネルギーは多めです。

少し具体的に数値も覚えておきましょう。

- **たんぱく質**：0.8 (g/標準体重kg/day)　…健常者の場合は1.0〜1.2
- **食塩**　　　：5 (g/day)　…健常者の場合は男性で7.5、女性で6.5
- **エネルギー**：35 (kcal/標準体重kg/day) 程度　…健常者の場合より多く

数値を丸暗記するのではなく、たんぱく質や食塩は健常な人よりも低くなっていることにちゃんと注目しておいてくださいね。

◉腎不全では腎臓の機能がダメになる

腎不全では、腎臓の機能がほぼダメになると理解しましょう。

腎臓は血液をろ過して尿を作る臓器ですよね。腎不全では血液をろ過することができなくなりますので、尿量がだんだん少なくなってきます。

また、尿細管で再吸収していたようなものが再吸収できなくなります。例えばナトリウムの再吸収が妨げられますので、低ナトリウム血症になります。

さらに、排泄していたようなものが排泄されなくなります。例えばカリウムの排泄が妨げられますので、高カリウム血症になります。また、酸の排泄もされなくなりますので、アシドーシス（血液のpHが通常よりも酸性に傾くこと）にもなります。もちろん、血中のクレアチニンや尿素窒素も上昇します。

腎不全でダメになるのは、血液のろ過と再吸収だけではありませんよ。例えばエリスロポエチンの産生、ビタミンDを活性化する働き、すべてダメになります。エリスロポエチンの産生ができなくなれば、赤血球を作れなくなりますので、貧血になります。ビタミンDの活性化ができなくなれば、カルシウムの吸収が低下しますので、骨粗鬆症のリスクが高まります。

腎不全では何が上がって何が下がるのか？　これも丸暗記するのではなく、腎臓の働きをしっかりと理解した上で、これらがダメになるから……という風に順を追って覚えていきましょう。

◉腎不全の食事はネフローゼとだいたい同じ

腎不全でもネフローゼと同じ理屈で、たんぱく質と食塩の摂取を減らします。エネルギーは多めです。たんぱく質は、ネフローゼよりもさらに減らす感じですよ。

- **たんぱく質**：0.6〜0.8 (g/標準体重kg/day)　…健常者の場合は1.0〜1.2
- **食塩**　　　：6 (g/day)　…健常者の場合は男性で7.5、女性で6.5
- **エネルギー**：25〜35 (kcal/標準体重kg/day) 程度　…健常者の場合より多め

さらに、腎不全では尿の量がだんだんと減っていきますので、尿が出なくなった分の水の摂取を制限して、血中カリウムが上昇してきたらカリウムの摂取を制限するんですよ。

❁ 問題

①ネフローゼで尿中に出てきてしまうたんぱく質は？
②ネフローゼや腎不全では食塩の摂取を増やす？　減らす？
③ネフローゼや腎不全ではたんぱく質の摂取を増やす？　減らす？
④腎不全では血中カリウムは上昇する？　低下する？
⑤腎不全で貧血になるのはなぜ？

❁ 答え

①アルブミン
②減らす
③減らす
④上昇する
⑤エリスロポエチンが出なくなるから

第24講 浸透圧と浮腫

人体の構造と機能　臨床栄養学　食べ物と健康

今日は浸透圧と浮腫のお話をします。浸透圧が働いている身近な例は、キュウリの塩もみです。キュウリに塩をかけると、キュウリの中の水分が外に出てきて、キュウリがしなっとしますよね。この時に水が移動する力が浸透圧です。このキュウリの塩もみと同じようなことが私たちの身体の中でも起こっているんです。

◉ネフローゼや肝硬変では浮腫（むくみ）が起こる

ネフローゼでは腎臓のろ紙（糸球体）の網目がダバダバになってしまうため、アルブミンが尿中に漏れ出してきて低アルブミン血症となります。肝硬変では、肝臓でのアルブミン合成がダメになってしまうため、低アルブミン血症となります。

血液中の**アルブミン**は、血液の**浸透圧**（難しい言葉で血漿膠質浸透圧といいます）を保つためにとても大切な役割を担っています。血液中のアルブミン濃度が低くなると（低アルブミン血症になると）相対的に血管の外のアルブミンが濃くなってしまいますから、血液中の水が血管外へと移動します（キュウリに塩を振りかけると水がキュウリの外に移動するのと同じです）。すると、**浮腫（むくみ）**が生じます。細胞と細胞の間にたくさん水が溜まってしまった状態です。ちなみに、この「血中のアルブミンが低い状態」が「血液の浸透圧が低下した状態」です。

また、**たんぱく漏出喪失性胃腸障害**でも浮腫が生じます。たんぱく漏出喪失性胃腸障害では、アルブミンなどが血液中から胃腸の管腔内に漏れ出します。すると、当然低アルブミン血症になりますから、浮腫が生じます。

◉早期ダンピング症候群も浸透圧が原因

胃の切除手術をして胃がない場合、急にたくさんの食事をとるとダンピング症候群になります。ダンピング症候群には早期と後期がありますが、ここでは**早期ダンピング症候群**について少し解説をします。詳しくは胃の講（第31講）でお話します。

胃がない状態で急にたくさんの食事をとると、小腸の管腔内に一気に栄養素が流れ込んできます。すると、管腔内の栄養素の濃度が高くなって浸透圧も高まり、小腸壁から水が管腔内に移動してきます。身体は一気に水分を失うことになり、吐気や動悸などの症状が現れます。これが早期ダンピング症候群です。

◉浸透圧は分子の数に依存する

ちょっと難しいお話になりますが、ある液体の浸透圧は、液体中のある特定の分子の数に依存しています。

液体を血液、特定の分子をアルブミンとして考えてみましょう。低アルブミン血症になって血液中のアルブミン分子の数が少なくなると、血液の浸透圧が低下して、血液中の水が血管外へと流れていきます。水は浸透圧が小さい方から浸透圧が大きい方へと引っ張られるんです。

また、液体を「食べたもの全体」、特定の分子を「グルコースなどの栄養素」として考えてみましょう。急に小腸に食べたものがやってくると、小腸管腔内（食べ物が通るところ）のグルコース分子の量が増えるので、管腔内の浸透圧が上昇します。すると、腸管（小腸そのもの）から管腔内に水が引っ張られて早期ダンピング症候群となります。

これと同じ理屈で、**経腸栄養剤**の浸透圧も考えることができます。「成分栄養剤と半消化体栄養剤では、どちらの方が浸透圧が高いのか？」という問題があったとします。成分栄養剤は、栄養素をかなり細かくして（分子を小さくして）吸収しやすいようにしてありますので、栄養素の分子の数が多いんですよね。ということは、半消化体栄養剤よりも成分栄養剤の方が浸透圧が高いんです。

浸透圧は苦手な方が多いようです。難しく考えればキリがないですが、キュウリの塩もみでは水がキュウリの中から外へ移動してキュウリがシオシオになってしまうこと、ナメクジに塩をかけたら水がナメクジの中から外へ移動すること、水は何かが薄い方から濃い方へ移動するんだ！このあたりをイメージしながら勉強してみてください。

問題

①血漿膠質浸透圧を保つのに大切なたんぱく質は？

②血液のアルブミンが低下している状態では、血液の浸透圧は高い？　低い？

③血液のアルブミンが低下すると、血液中の水分量は増える？　減る？

答え

①アルブミン

②低い

③減る

第25講 甲状腺ホルモンと副甲状腺ホルモン

人体の構造と機能　臨床栄養学

今日は甲状腺ホルモンと副甲状腺ホルモンのお話をします。甲状腺というのは首の前のところにある臓器で、ちょうど蝶が羽を広げてとまっている時のような形をしています。副甲状腺というのは、この甲状腺に隣接して存在していて、別名で上皮小体と呼ぶこともあります。

◉甲状腺から分泌されるホルモンは2種類

甲状腺からは大きく分けて2種類のホルモンが分泌されます。

1つ目は**サイロキシンやトリヨードサイロニン**で、一般的に**甲状腺ホルモン**と呼ばれるものです。甲状腺ホルモンの役割は、身体を元気にすることです。

2つ目は**カルシトニン**です。カルシトニンの役割は……カルシトニン……カル下に……ということで、血中カルシウムを下げることです。

◉甲状腺ホルモンは脂溶性

甲状腺ホルモンと呼ばれるサイロキシンやトリヨードサイロニンは、脂溶性のホルモンです。その他の脂溶性のホルモンには、ステロイドホルモンがあります。今日はとりあえず、甲状腺ホルモンは脂溶性であることを覚えておいてください。

もう1つ大切なことがあります。それは、甲状腺ホルモンの材料です。甲状腺ホルモンの材料はチロシンとヨウ素です。ですから、ヨウ素の摂取が過剰になったり欠乏したりすると、甲状腺腫のリスクが高まります。これもあわせて覚えておきましょうね。

◉甲状腺機能亢進症では身体が元気になり過ぎる

甲状腺ホルモンは身体を元気にするホルモンです。ですから、**甲状腺機能亢進症**の症状は「身体が元気になり過ぎる！」と理解しましょう。基礎代謝が上昇するので、痩せてきます。頻脈になりますし、発汗もします。食欲も上がります。消化管まで元気になり過ぎるので、下痢もします。

甲状腺機能亢進症として有名なのが**バセドウ病**で、若い女性に多くみられます。

◉甲状腺機能低下症は甲状腺機能亢進症の逆

甲状腺機能低下症の症状は、甲状腺機能亢進症の逆だと考えてください。身体全体の元気がなくなる感じです。基礎代謝は下がるので太りますし、徐脈になります。消化管も元気がなくなり、便秘になります。

甲状腺機能低下症として有名なのが先天性の**クレチン症**、それから成人で発症する**橋本病**を覚えておきましょう。

◉甲状腺刺激ホルモン放出ホルモンと甲状腺刺激ホルモン

甲状腺刺激ホルモン放出ホルモンが視床下部から分泌されると、**甲状腺刺激ホルモン**が下垂体前葉から分泌されます。そして、甲状腺刺激ホルモンが分泌されると、甲状腺ホルモンが分泌されます。

ここで問題です。甲状腺機能低下症では甲状腺刺激ホルモンの分泌は上昇しているでしょうか？　低下しているでしょうか？

正解は「甲状腺機能低下症では甲状腺刺激ホルモンの分泌は上昇している」です。ちょっとややこしいですか？　甲状腺機能低下症では甲状腺ホルモンの分泌が低下していますよね。そこで、身体は「もっと分泌させなくちゃ！　もっと分泌させなくちゃ！」と甲状腺刺激ホルモンの分泌を高めるんですよ。

◉甲状腺から分泌されるもう1つのホルモンはカルシトニン

甲状腺からは、甲状腺ホルモン（サイロキシン・トリヨードサイロニン）以外にも、**カルシトニン**というホルモンが分泌されます。カルシトニンの役割は、血中のカルシウムを低下させることです。覚え方はカルシトニン……カル下に……カルシウム下に……です。

ところで、血中で低下した分のカルシウムはどこにいってしまうのでしょうか？　低下した分のカルシウムは骨に移行するんですよ。

◉副甲状腺ホルモンは血中カルシウム濃度を上昇させる。

副甲状腺からは**パラトルモン**というホルモンが分泌されます。

パラトルモンの働きはカルシトニンの逆で、血中カルシウムを上昇させることです。上昇した分のカルシウムは骨から得ています。つまり、パラトルモンは、骨のカルシウムを溶かして血中にカルシウムを供給するホルモンと言い換えることもできるんです。

◉カルシトニンとパラトルモンによって血中カルシウム濃度が維持される

カルシトニンは血中から骨にカルシウムを移行し、血中カルシウム濃度を低下させますよね。逆に、パラトルモンは骨から血中にカルシウムを移行し、血中カルシウム濃度を上昇させます。

つまり、カルシトニンとパラトルモンの働きなどによって、血中カルシウム濃度は厳密にコントロールされているんです。

◉副甲状腺機能亢進症では骨粗鬆症のリスクが高まる

副甲状腺から分泌されるパラトルモンの働きは、骨のカルシウムを血中に移行することですから、副甲状腺機能亢進症でパラトルモンの分泌が過剰になると、骨からどんどんカルシウムが溶け出していきます。すると骨粗鬆症のリスクが高まります。

一方で、甲状腺機能亢進症でも骨粗鬆症のリスクが高まります。これを詳しく説明すると長くなってしまいますので、「副甲状腺機能亢進症でも甲状腺機能亢進症でも、骨粗鬆症のリスクは高まるんだ！」と覚えておいてください。

ちなみに、骨が作られること（血中のカルシウムが骨に移動すること）を**骨形成**、骨が壊されること（骨のカルシウムが血中に移動すること）を**骨吸収**といいます。「骨が壊されることを骨吸収」……少し覚えにくいですので、間違えないようにしましょう。

甲状腺から分泌されるホルモン

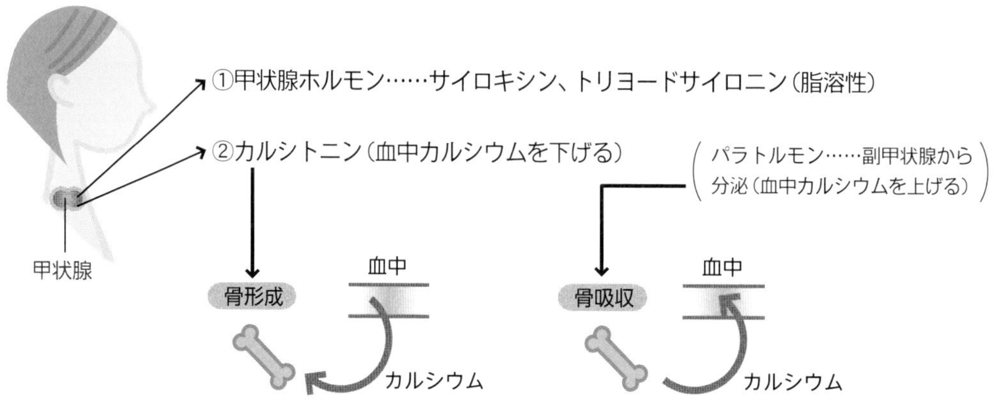

問題

①甲状腺ホルモン（サイロキシン・トリヨードサイロニン）は水溶性？　脂溶性？

②バセドウ病は甲状腺機能亢進症？　低下症？

③カルシトニンは血中のカルシウムを上昇させる？　低下させる？

④副甲状腺機能亢進症と甲状腺機能亢進症、骨粗鬆症のリスクが高まるのは？

答え

①脂溶性

②甲状腺機能亢進症

③低下させる

④両方

第26講 副腎皮質ホルモン

人体の構造と機能　基礎栄養学　臨床栄養学

今日は、副腎皮質ホルモンのお話です。副腎というのは腎臓の上についている小さな臓器です。小さな臓器ですが馬鹿にしてはいけません。副腎皮質からは副腎皮質ホルモンが、副腎髄質からは副腎髄質ホルモンが分泌されており、この小さな臓器がないとヒトは生きていけないのですから。

◉副腎皮質ホルモンはステロイドホルモンで、大きく分けて2種類ある

副腎皮質ホルモンは大きく分けて2種類です。1つは**糖質コルチコイド**、もう1つは**ミネラルコルチコイド**です。

これらは、どちらも**ステロイドホルモン**です。ステロイドホルモンは、コレステロールから合成されるホルモンのことで、脂溶性なんですよ。

◉糖質コルチコイドは血糖値を上昇させる

糖質コルチコイドとしては、コルチゾールが有名です。

糖質コルチコイドというくらいですから、糖質コルチコイドは糖に何か影響を与えそうですよね。まさにその通りで、糖質コルチコイドの主な働きは、ストレスに対抗して血糖値を上昇させる(肝臓での糖新生の亢進と、グリコーゲンの分解を促進) ことです。

また、アトピー性皮膚炎や喘息、自己免疫疾患などで服用するステロイド薬というのは、この糖質コルチコイドです。糖質コルチコイドには免疫を抑える働きもあるんですよ。

◉ミネラルコルチコイドはナトリウムの再吸収を促進する

ミネラルコルチコイドとしては**アルドステロン**が知られています。

ミネラルコルチコイドというくらいですから、アルドステロンはミネラルに何か影響を与えそうですよね。まさにその通りで、アルドステロンの主な働きは腎臓の遠位尿細管に働きかけてナトリウムの再吸収を促進することです。

ナトリウムの再吸収が促進するのですから、血中のナトリウム濃度は上昇します。血中のナトリウム濃度が上昇するということは、塩をたくさん食べたのと同じような状態ですから、血圧も上がります。アルドステロンは血圧を上げるホルモンといっても良いでしょう。

アルドステロンにはナトリウムの再吸収を促進する以外にも、働きが2つあります。それは、腎臓からのカリウムと酸の排泄を促進することです。これもあわせて覚えておきましょう。

副腎皮質ホルモン……ステロイドホルモン（脂溶性）

①糖質コルチコイド（コルチゾール、コルチコステロン）
ストレスに対抗して血糖値を上昇させる（糖新生の亢進）

②ミネラルコルチコイド（アルドステロン）
アルドステロン……1）腎臓の遠位尿細管からのナトリウム再吸収上昇
2）カリウムの排泄
3）酸の排泄

↓

血圧上昇

◉副腎皮質刺激ホルモンと副腎皮質刺激ホルモン放出ホルモン

副腎皮質刺激ホルモン放出ホルモンが視床下部から分泌されると、副腎皮質刺激ホルモンが下垂体前葉から分泌されます。そして、副腎皮質刺激ホルモンが分泌されると、副腎皮質ホルモンが分泌されます。これは、甲状腺ホルモンの時（第25講89ページ参照）と同じですよね。甲状腺ホルモンも副腎皮質ホルモンも脂溶性ですが、脂溶性のホルモンってこうやって分泌が調節されているんですね。

問題

①ステロイドホルモンの材料は何？
②糖質コルチコイドは血糖値を上げる？　下げる？
③ミネラルコルチコイドは血中ナトリウムを上げる？　下げる？

答え

①コレステロール
②上げる
③上げる

糖質コルチコイドの役割について理解を深めるためにはグリコーゲン代謝（第3講）や糖新生（第4講）をしっかり知っておく必要がありますし、ミネラルコルチコイドについての理解を深めるためには腎臓の働き（第21講）を知っておく必要があります。忘れてしまっている方は復習しておいてくださいね。

第27講 副腎髄質ホルモン

人体の構造と機能　臨床栄養学

昨日、第26講で副腎皮質ホルモンについて勉強しました。今日は副腎髄質ホルモンについてです。副腎髄質というのは副腎の真ん中の方ですよ。副腎全体を大福にたとえると、アンコの部分が副腎髄質です。皮の部分が副腎皮質ですよ。

◉副腎髄質から分泌されるホルモンはアドレナリン

副腎髄質から分泌されるホルモンといえば、**アドレナリン**です。

復習になりますが、アドレナリンは何から合成されるか覚えていますか？　アドレナリンはチロシンから作られます。フェニルアラニン→チロシン→ドーパ⇒ドーパミン→ノルアドレナリン→アドレナリンですよ。ドーパ⇒ドーパミンの部分が、アミノ酸の脱カルボキシ基反応でしたよね。

ちなみに、アドレナリンは水溶性のホルモンです。

◉アドレナリンはライオンに追いかけられている時に出るホルモン？！

アドレナリンは、「ライオンに追いかけられて必死に逃げている時に出るホルモン」という風にイメージしてください。そこからアドレナリンの働きを考えていけばいいんです。

例えば、ライオンに追いかけられている時にエネルギーが切れたら困りますよね？　ですから、アドレナリンにはグリコーゲンの分解を促進して血糖値を上昇させる働きがあります。

また、ライオンに追いかけられている時は、身体中に酸素やグルコースを運ばなくてはなりませんから、心拍数は増加し、これに伴って血圧も上昇します。当然、酸素を充分に取り込まなくてはなりませんから、気管は拡張します。

ライオンに引っかかれても血液がすぐに止まるように、血液の凝固系は活性化します。

ライオンに追いかけられている時におしっこにいきたくなっては困りますから、膀胱括約筋は収縮しています（括約筋というのは通常収縮しており、ギュッ！とどこかを閉めている筋肉です）。

アドレナリンの働きは、1つずつ覚えるのではなく、「ライオンに追いかけられている時に出る⁉」というイメージで頭に入れてみてください。

◉アドレナリンはインスリンの逆っぽいホルモン

上でアドレナリンの働きをいくつか示してきましたが、糖代謝や脂質代謝などに関していえば、アドレナリンの働きはインスリンの逆といえます。インスリンがため込むホルモンであるのに対して、アドレナリンは発散するホルモンなんですよ。

例えば、糖代謝でいえば、アドレナリンは糖新生の亢進やグリコーゲンの分解を促進しますし（血糖値が上昇する）、脂質代謝でいえば、ホルモン感受性リパーゼやβ酸化を活性化します（血中遊離脂肪酸濃度が上昇する)。

副腎髄質ホルモン

アドレナリン(水溶性)
→ライオンに追いかけられているときに出る?

- 心拍数・血圧の上昇
- 気管の拡張
- 血液凝固系の亢進　など

今日はここまで。ボリュームは少なめですが、昨日の副腎皮質ホルモンとあわせて、しっかり復習しておいてください。

問題

①アドレナリンはどこから分泌されますか?
②アドレナリンは心拍数を増加させる?　減少させる?
③アドレナリンはグリコーゲンの分解を促進する?　抑制する?
④アドレナリンは水溶性?　脂溶性?

答え

①副腎髄質
②増加させる
③促進する
④水溶性

第28講 副腎皮質・副腎髄質の病気

人体の構造と機能　応用栄養学　臨床栄養学

だいぶ勉強も進んできましたね。ここまで理解できていますか？　今日のお話を理解するためには、第26講の副腎皮質ホルモン（糖質コルチコイド・ミネラルコルチコイド）と、第27講の副腎髄質ホルモンについて知っておく必要があります。もしも忘れてしまっている場合は、戻って復習しておいてください。

◉糖質コルチコイドが過剰に分泌されるクッシング症候群

副腎皮質ホルモンは糖質コルチコイドとミネラルコルチコイドに分類されますが、特に糖質コルチコイドが過剰に分泌されるのが**クッシング症候群**です。

糖質コルチコイドの主な働きはストレスに対抗して血糖値を上げることなんですが、これだけではクッシング症候群の症状を説明するのは難しいんです。そこで、糖質コルチコイドというのはアトピー性皮膚炎や喘息、自己免疫疾患などで投与され免疫を抑制させる「ステロイド薬」と同じということに注目してみてください。ステロイドの副作用について少しでもご存知の方は「ステロイド薬の副作用がクッシング症候群の症状である」というイメージを持って勉強を進めてみると良いかもしれません。

では、具体的にクッシング症候群の症状をお話します。

まずは高血糖です。これは、糖質コルチコイドの主な働きが「血糖値を上げる」ということからも想像がつくと思います。その他、中心性肥満（手足は痩せ細り、体幹部に脂肪がつく）、満月様顔貌（ムーンフェイスともいわれます）、易感染性、赤紫色皮膚線条、多毛、骨粗鬆症、高血圧、筋力低下、女性であれば無月経……などがクッシング症候群の症状です。

◉ミネラルコルチコイドが過剰に分泌される原発性アルドステロン症

副腎皮質から、ミネラルコルチコイド、つまり、アルドステロンが過剰に分泌されるのが、**原発性アルドステロン症**です。

アルドステロンの役割は、遠位尿細管からのナトリウムの再吸収の促進と、カリウムおよび酸の排泄促進ですよね。ということは、アルドステロンが過剰に分泌されれば、高ナトリウム血症による高血圧や浮腫、低カリウム血症、そしてアルカローシス（血液のpHが通常よりもアルカリ性に傾くこと）が生じます。

ちなみに、高ナトリウム血症によって浮腫が生じるのは、身体の中のナトリウムが濃くなると、これを薄めるために水分が身体にため込まれてしまうからです。しょっぱいものを食べたら喉が渇いて、次の日に「なんかむくんでる」と思うのと同じ理屈ですよ。

◉副腎皮質ホルモンの分泌が低下するアジソン病

副腎皮質ホルモンである糖質コルチコイドやミネラルコルチコイドの分泌が低下してしまうのがアジソン病です。その症状は、クッシング症候群や原発性アルドステロン症の逆と考えれば良いと思います。

◉副腎髄質ホルモンが過剰に分泌される褐色細胞腫

褐色細胞腫ではアドレナリンの分泌が過剰になります。アドレナリンの働きは昨日第27講で勉強した通りですね。ですから、褐色細胞腫の症状は、高血圧や動悸、高血糖などです。

問題

①クッシング症候群では何ホルモンの分泌が上昇する？

②原発性アルドステロン症では血圧は上昇する？　低下する？

③褐色細胞腫では何ホルモンの分泌が上昇する？

④糖質コルチコイドが分泌される臓器は？

⑤アドレナリンが分泌される臓器は？

答え

①副腎皮質ホルモン（特に糖質コルチコイド）

②上昇する

③副腎髄質ホルモン（アドレナリン）

④副腎皮質

⑤副腎髄質

第29講　血圧

人体の構造と機能　臨床栄養学

今日は血圧についてのお話です。これまで、血圧を上げるものとして、肝臓から分泌されるアンギオテンシノーゲン、腎臓から分泌されるレニン、副腎皮質から分泌されるアルドステロン……を「点」で勉強してきました。今日はこれらの「点」を「線」で結びたいと思います。なお、副腎髄質から分泌されるアドレナリンにも血圧を上げる作用がありますが、アドレナリンについては解説しません。

◉レニン-アンギオテンシン-アルドステロン系

今日勉強するのは、レニン-アンギオテンシン-アルドステロン系だけです。これだけですから、がっちり覚えてしまいましょう。

まず、肝臓から**アンギオテンシノーゲン**が分泌されます。このアンギオテンシノーゲンは、腎臓から分泌されるレニンによって**アンギオテンシンⅠ**に変換されます。アンギオテンシンⅠは、肺に存在する**アンギオテンシン変換酵素（ACE）**によって**アンギオテンシンⅡ**に変換されます。このアンギオテンシンⅡが、血圧を思いっきり上昇させるんですよ。

◉アンギオテンシンⅡは血管を収縮させると同時にアルドステロンの分泌を促す

アンギオテンシンⅡには強力な血管収縮作用があります。血液の量が同じで血管が収縮されるということは、つまり、ホースに水が流れている時にホースをギュッと細くするのと同じですから、血圧は思いっきり上がります。

さらにアンギオテンシンⅡは副腎皮質に働きかけて、アルドステロンの分泌も促進させます。アルドステロンは、腎臓の遠位尿細管からのナトリウムの再吸収を促進するホルモンですよね。アンギオテンシンⅡによってアルドステロンの分泌が促進すると、血中ナトリウム濃度が上昇するということです。

◉血中ナトリウム濃度が上昇すると脳下垂体後葉からバソプレシンが分泌される

アルドステロンによって血中ナトリウム濃度が上昇すると「ナトリウムを薄めなきゃ！」と、**脳下垂体後葉からバソプレシン**が分泌されます。バソプレシンの役割は、腎臓で集合管からの水の再吸収を促進することです。水の再吸収が促進されるということは、血液中の水分が増える、つまり循環血液量が増えるということです。循環血液量が増えれば、血圧が上がりますよね。

つまり、アンギオテンシンⅡは、血管の収縮とアルドステロンの分泌による循環血液量の増加のダブルの作用で血圧を上げてくれるということです。

◉バソプレシンは抗利尿ホルモン

脳下垂体後葉から分泌され、集合管からの水の再吸収を促進するバソプレシン。水の再吸収が促進されるということは、循環血液量が増えるということと同時に、尿の量が減るということです。したがって、バソプレシンは抗利尿ホルモンといわれています。

ちなみに、脳下垂体後葉から分泌されるホルモンは、**バソプレシン**と**オキシトシン**です。オキシトシンは射乳ホルモンとして知られています。

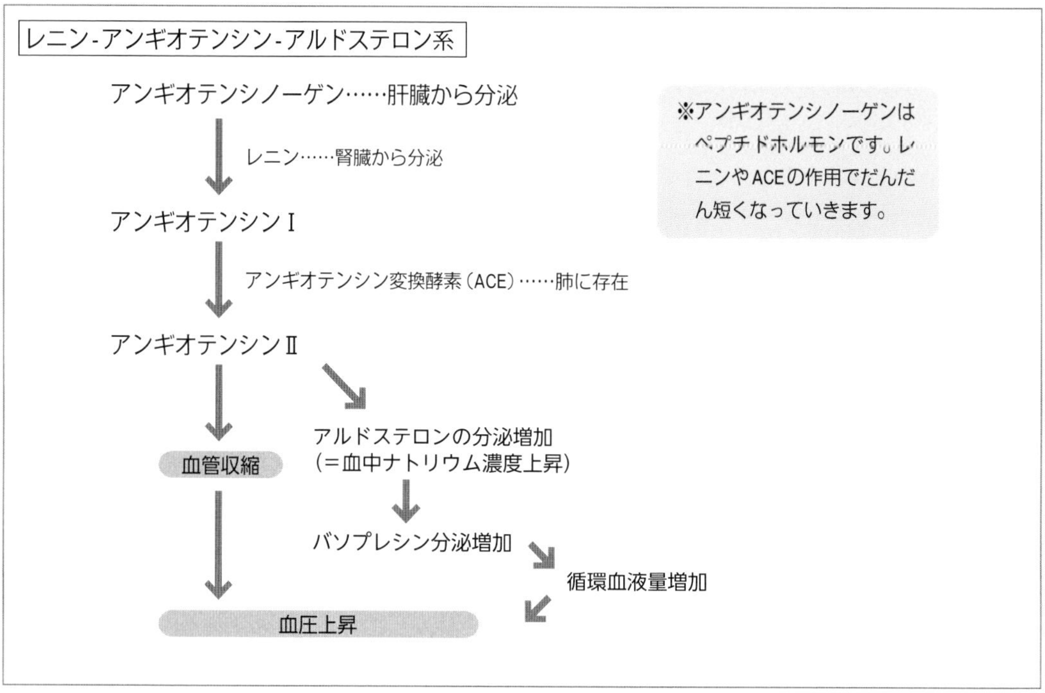

✿ 問題

①アンギオテンシノーゲンをアンギオテンシンⅠに変える酵素は、どこから分泌される何？
②アンギオテンシンⅠをアンギオテンシンⅡに変える酵素は何？
③集合管からの水分の再吸収を促進するホルモンは？

✿ 答え

①腎臓から分泌されるレニン
②アンギオテンシン変換酵素（ACE）
③バソプレシン

第30講 逆流性食道炎

人体の構造と機能　臨床栄養学

逆流性食道炎は胃食道逆流症ということもありますよね。何が逆流するのか？　胃酸が食道に逆流するんですよ。胃酸が食道まで上がってくるのですから、胸やけなどの症状が特徴です。今日は逆流性食道炎の症状・原因・対処法について勉強しましょう。

◉逆流性食道炎の特徴は胸やけとバレット食道

逆流性食道炎の自覚症状は胸やけです。

また、胃酸が食道を傷つけるため**バレット食道**となります。通常食道粘膜は**重層扁平上皮**なのですが、バレット食道では、これが**円柱上皮**になってしまっています。

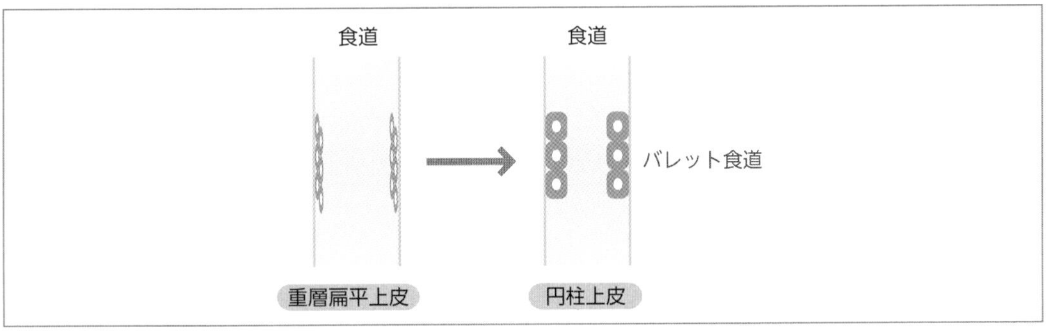

◉物理的刺激が多い場所は重層扁平上皮、分泌・吸収する場所は円柱上皮

重層扁平上皮とか円柱上皮とか聞いただけでイヤになってしまう方もいらっしゃると思います。そこで、少しだけ上皮組織について説明しますね。

まず、物理的刺激が多い場所は、重層扁平上皮です。ですから、食べ物による物理的刺激が多い食道は、重層扁平上皮です。一枚はがれてもさらに一枚、さらに一枚という感じです。

一方、円柱上皮は立体的ですから、何かを分泌したり吸収したりする複雑な機能が備わっていそうです。ですから、胃や小腸は円柱上皮です。

上皮組織については、第90講でもう少し詳しくお話します。

◉逆流性食道炎の原因は下部食道括約筋圧の低下と食道裂孔ヘルニア

逆流性食道炎の原因は、下部食道括約筋圧の低下、食道裂孔ヘルニアなどです。

下部食道括約筋というのは、食道と噴門（胃の上部）を閉めている筋肉です。この閉めている力が弱くなるのが、下部食道括約筋圧の低下です。当然、胃酸が逆流しそうですよね。

また、食道裂孔というのは、食道が横隔膜を貫いている場所のことです。普通は横隔膜よりも下に胃があるのですが、食道裂孔ヘルニアでは胃が横隔膜の上にせり出してしまっています。やはり、胃酸が逆流しそうですよね。

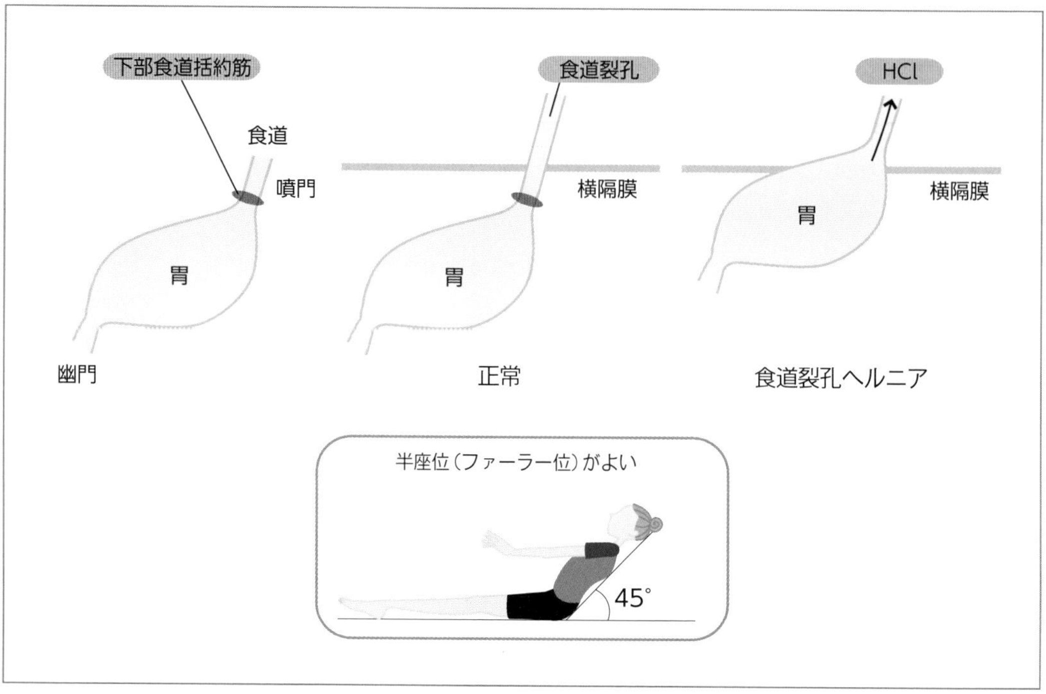

◉逆流性食道炎の対処法

逆流性食道炎の対処法は雰囲気でわかるでしょうか？

「高脂肪食を避け、アルコールを控え、一度にたくさん食べない」さらに、「食後すぐに横にならない」「半座位（ファーラー位：上半身を45～60度起こした座り方）が好ましい」などです。

問題

①胃酸の逆流によって扁平上皮が円柱上皮になってしまった食道を何という？

②逆流性食道炎の原因となるのは下部食道括約筋の上昇？　低下？

答え

①バレット食道

②低下

第31講 胃

人体の構造と機能　基礎栄養学　臨床栄養学

今日は胃についてのお話です。これまでの復習のような内容が多いですが、大切なところは何度でも解説するのが本書の特徴です。胃の働きを知ることで、胃の切除をしてしまった時に生じる不都合についても理解していきましょう。

◉たんぱく質と脂質の消化は胃から始まる

デンプンの消化は唾液のアミラーゼによって始まりますが、たんぱく質の消化は胃に分泌されるペプシン（正確には、胃の主細胞からペプシノーゲンが胃内分泌され、このペプシノーゲンが胃酸によってペプシンに変えられます）によって始まります。

◉胃は食べ物を蓄えておく場所

胃には「食べ物を蓄えておく」という大切な役割があります。ですから、胃の切除手術をして胃に食べ物を蓄えておけなくなると、食べたものは一気に腸管に流れ込みます。これによって起こるのがダンピング症候群です。

◉ダンピング症候群には早期と後期がある

食べたものが一気に腸管に流れ込むと、腸の管腔内の浸透圧（浸透圧については第24講で説明しました）が高くなります。すると、腸管の水分が管腔内に引っ張られます。体内（血液中）の水分が一気に失われるわけです。これによって、吐気、動悸、虚脱感などの症状が現れます。これが**早期ダンピング症候群**です。糖質、脂質、たんぱく質の中では、糖質（特に単糖類や二糖類）がもっとも浸透圧に関係しますので、早期ダンピング症候群を防ぐためには低糖質食とします。

これに対し、**後期ダンピング症候群**は、食べたものが吸収された後に起こります。一気に腸管に流れ込んだ栄養素が一気に吸収されるので、血中のグルコース濃度も一気に高まります。すると、膵臓から一気にインスリンが分泌されます。インスリンが一気に分泌されると、血液中の糖も一気に細胞内に取り込まれてしまいます。これによって、低血糖となり、頻脈、発汗、めまい、脱力感などの症状が起こります。インスリンの過剰分泌を防ぐためには、やはり、低糖質食とすることが有効です。

いずれにしても、ダンピング症候群は食べたものが一気に腸管に流れ込むことが原因ですから、低糖質で少量の頻回食とすることがポイントです。

◉胃はビタミンB_{12}と鉄吸収のために特に大切

胃はビタミンB_{12}の吸収に必要な内因子を分泌します。ですから、胃の切除手術によって内因子の分泌がなくなると、ビタミンB_{12}も吸収されなくなってしまいます。

ビタミンB_{12}の欠乏症は巨赤芽球性貧血ですから、胃の切除後2〜3年で巨赤芽球性貧血のリスクが高まります。ちなみに、葉酸の欠乏症も巨赤芽球性貧血ですが、ビタミンB_{12}の欠乏症は神経症状を伴う巨赤芽球性貧血なので悪性貧血と呼ばれます。

また、鉄の吸収には胃酸が大切です。ですから、胃の切除手術後には鉄欠乏性貧血のリスクも高まります。巨赤芽球性貧血のリスクが高まるのは切除後2〜3年ですが、鉄欠乏性貧血では数カ月といわれています。

もう1つ大切なことがあります。

それは、鉄は3価の鉄（Fe^{3+}）よりも2価の鉄（Fe^{2+}）の方が吸収されやすいということです。お肉や魚などに含まれているヘム鉄は2価の鉄ですから、ホウレン草や小松菜をはじめとする野菜などに含まれている非ヘム鉄（3価の鉄）よりも吸収されやすいんですよ。

問題

①インスリンの過剰分泌が原因のダンピング症候群は早期？　後期？

②胃の切除手術後に吸収ができなくなるビタミンは？

③胃の切除手術後に生じる貧血は？

④神経症状を伴う巨赤芽球性貧血は、ビタミンB_{12}の欠乏症？　葉酸の欠乏症？

答え

①後期ダンピング症候群

②ビタミンB_{12}

③鉄欠乏性貧血と巨赤芽球性貧血

④ビタミンB_{12}

第32講 大腸の病気

人体の構造と機能　臨床栄養学

今日のテーマは大腸の病気です。クローン病、潰瘍性大腸炎、過敏性腸症候群についておさえておきましょう。それぞれ「どんな病気なのか？」「どんな人に多いのか？」「どんな風に対処するのか？」が国家試験で狙われますよ。

◉クローン病・潰瘍性大腸炎は自己免疫疾患

クローン病と潰瘍性大腸炎の共通点は、どちらも、大腸に炎症が起こり下痢を繰り返すことと、**自己免疫疾患**であることです。

食事療法の基本は腸を休めるための食事、すなわち、低脂肪・低残渣（食物繊維が少ない）食です。そして、症状がひどい時（活動期）は絶食とし、ステロイド剤を投与します。症状に応じて、経腸栄養、静脈栄養を用いましょう。

ちなみに、経腸栄養法というのは、経口摂取（口から食べること）が難しいけれど消化吸収機能が保たれている人に対して、鼻孔や胃ろう（胃に開けた穴）からチューブを使って直接消化管に栄養剤を注入する方法です。注入する栄養剤は、消化吸収に優れているものを用います。

一方、静脈栄養法は、消化吸収機能が保たれていない人に対して、栄養剤を直接静脈に注入する方法です。グルコースやアミノ酸など、充分に消化された後と同じ状態の栄養素を注入します。

◉クローン病では回腸末端の粘膜下層に肉芽腫が形成される

クローン病の好発部位は回腸末端で、粘膜下層に肉芽腫が形成されます。病変部は非連続性（敷石状）です。また、粘膜下層に病変が起こるので、血便はそれほど多くはみられません。

10代後半から20代前半での発症が多いのも、クローン病の特徴です。

◉潰瘍性大腸炎は粘血下痢を伴う

潰瘍性大腸炎は直腸で発症し、連続的に口側へと向かいます。粘膜に病変が起こるので、粘血下痢を伴います。10代後半～30代前半での発症が多いです。

◉過敏性腸症候群は器質的な変化がない

過敏性腸症候群の特徴は、器質的な変化がみられない（病変部が特にみられない）のに、下痢をしたり便秘をしたりすることです。心因性のストレスが原因といわれています。

器質的な変化がみられないので、原則、栄養療法は不要です。ただ、過敏性腸症候群における便秘はけいれん性便秘ですので、腸への刺激を軽減するために食物繊維の少ない食事を摂取した方が良いこともあります。

ちなみに、高齢者に多い弛緩性便秘では、食物繊維の多い食事を摂取することになります。

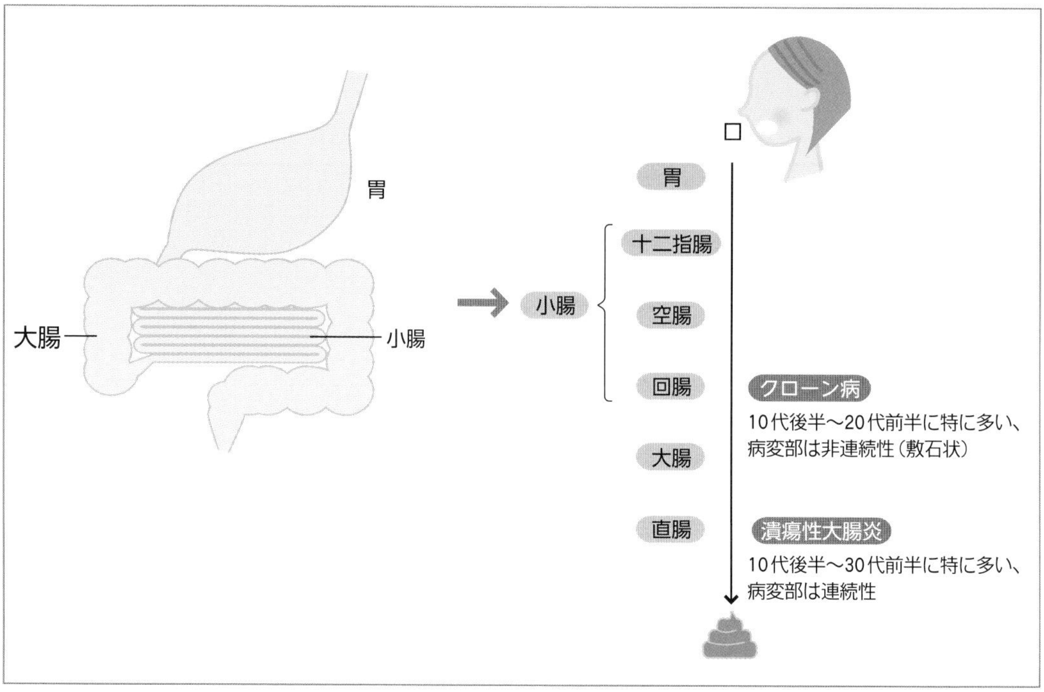

問題

①クローン病・潰瘍性大腸炎・過敏性腸症候群の中で自己免疫疾患は？
②クローン病の好発部位は？
③粘血便が多くみられるのはクローン病？　潰瘍性大腸炎？
④器質的な変化がみられないのに下痢と便秘を繰り返す病気は？

答え

①クローン病と潰瘍性大腸炎
②回腸末端
③潰瘍性大腸炎
④過敏性腸症候群

第33講 貧血

人体の構造と機能　応用栄養学　臨床栄養学

貧血のお話です。もっとも多い貧血といえば鉄欠乏性貧血なんですが、今日は鉄欠乏性貧血以外に、巨赤芽球性貧血、溶血性貧血、再生不良貧血、腎性貧血についても勉強しましょう。ちなみに貧血は、男性では血中ヘモグロビンが13g/dL以下、女性では11g/dL以下の状態のことです。

◉もっとも多いのが鉄欠乏性貧血

何といっても、もっとも多くみられる貧血は、**鉄欠乏性貧血**です。鉄が欠乏するとヘモグロビンがちゃんと作られず、結果として色が薄くて小さな赤血球ができてしまうんです。鉄欠乏性貧血は、鉄の摂取不足、鉄の喪失（月経や消化管からの出血）、胃の切除手術後（第31講を復習しておいてください）などで起こります。

鉄欠乏性貧血の症状として有名なのはスプーンネイルや舌炎です。

また、鉄欠乏性貧血では、フェリチンが低下し、トランスフェリンの鉄結合能は上昇します。フェリチンは鉄を貯蔵しているたんぱく質です。鉄欠乏性貧血で鉄が足りないのですから、当然フェリチンの値も低下するんです。また、トランスフェリンは鉄を運ぶたんぱく質です。鉄欠乏になるとトランスフェリンは「鉄を運ばなきゃ！　運ばなきゃ！」となるので、鉄を結合する能力（鉄結合能）は高まります。

◉巨赤芽球性貧血の原因は葉酸またはビタミンB_{12}の欠乏

巨赤芽球性貧血の原因は、葉酸欠乏またはビタミンB_{12}の欠乏です。巨赤芽球性という名前の通り、大きな赤血球ができます。

ビタミンB_{12}の欠乏は、胃の切除手術後に起こります。これは、胃からはビタミンB_{12}の吸収に必要な内因子が分泌されるからでしたよね（第31講参照）。ビタミンB_{12}の欠乏による巨赤芽球性貧血は、神経症状を伴うので、悪性貧血といわれています。

◉赤血球が一気に壊れるのが溶血性貧血

溶血性貧血の原因は、自己免疫性だったり先天性だったりします。先天性の溶血性貧血の場合は、赤血球がまん丸になることで壊れやすくなる遺伝性球状赤血球症が有名です。

溶血性貧血では、間接ビリルビンが上昇することにより黄疸をきたします。忘れてしまっている方は、第19講を復習しておいてください。

◉再生不良性貧血は骨髄の造血自体に問題がある

再生不良性貧血では、骨髄の造血機能自体に問題があるため、赤血球、白血球、血小板のすべてが減少していきます。赤血球が減少すれば貧血の症状、白血球が減少すれば易感染性（感染しやすくなる）、血小板が減少すれば出血傾向となります。

◉腎臓が悪くなってエリスロポエチンの分泌が低下する腎性貧血

腎臓はエリスロポエチンを分泌する臓器ですよね（第22講参照）。エリスロポエチンの働きは、骨髄に働きかけて赤血球の産生を促すことです。したがって、腎臓が悪くなってエリスロポエチンの分泌が低下すると、赤血球の数が減ってしまい貧血となります。ちなみに、赤血球を壊す臓器は脾臓ですよ。

問題

①鉄欠乏性貧血ではトランスフェリンの鉄結合能は上昇する？　低下する？

②鉄欠乏性貧血ではフェリチンの量は上昇する？　低下する？

③溶血性貧血で上昇するビリルビンは間接？　直接？

④再生不良貧血では白血球の数が上昇する？　低下する？

⑤腎臓から分泌される赤血球の産生を促すホルモンは？

答え

①上昇する

②低下する

③間接ビリルビン

④低下する

⑤エリスロポエチン

第34講 心臓

人体の構造と機能　臨床栄養学

今日は心臓のお話です。心臓とつながっている血管のお話を少し、それから、心臓が悪いと肺やお腹に水が溜まる理由について解説をしたいと思います。心電図の問題は頻出ではありませんので、思い切って省略します。

◉心臓から血液が出て行く血管が動脈、血液が心臓に戻ってくる血管が静脈

心臓は血液を全身に送り出すポンプですよね。これを踏まえて血液の流れをイメージしてみましょう。

まず、**左心室**から全身に血液が送り出されます。そして全身をめぐった血液は**右心房**に戻ってきます。右心房に戻ってきた血液は**右心室**に移動した後、肺へと送られます。肺から戻ってきた血液は**左心房**へと移動し、左心室へと移動した後、また左心室から全身に血液が送り出されます。

これに、血管の名前を入れてもう1度まとめてみると、「左心室→（大動脈）→全身→（大静脈）→右心房→（三尖弁《さんせんべん》）→右心室→（肺動脈）→肺→（肺静脈）→左心房→（僧帽弁）→左心室→（大動脈）→全身」……となります。

◉心臓に酸素と栄養素を供給する冠状動脈

冠状動脈は、心臓に覆いかぶさるように走っている血管で、その働きは心臓に血液を供給すること、つまり、心臓が動くために必要な酸素や栄養素を運ぶことです。心臓が全身や肺に血液を送り出す血管とは異なりますから、しっかり区別してくださいね。

狭心症で狭まったり心筋梗塞で詰まったりする血管が、この冠状動脈なんですよ。ちなみに、**狭心症**ではニトログリセリン（血管拡張作用がある）の舌下投与が有効ですが、**心筋梗塞**では血管が完全に詰まってしまっているので、ニトログリセリンは有効ではありません。

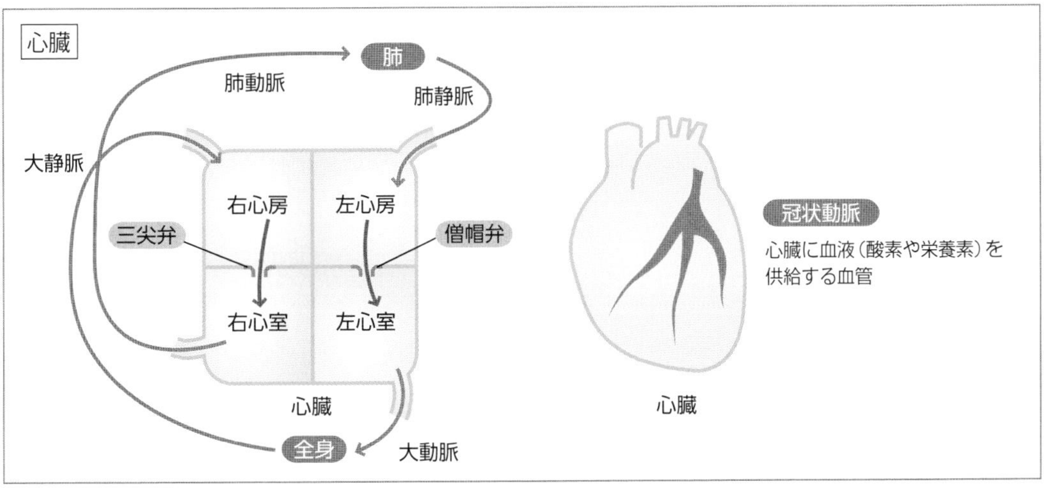

◉左心不全では肺水腫をきたす

左心不全では、肺から心臓に血液が戻ってこられなくなります。すると、肺で血液がうっ滞します。血液がうっ滞すると、血液中の水分が血管外にしみ出します。これによって、左心不全では、肺に水が溜まる肺水腫をきたします。

血液がうっ滞すると水がしみ出るというのは、肝硬変のところでも勉強しました。肝硬変で門脈圧が亢進して血液がうっ滞すると、やはり血液中の水分が血管外へしみ出して腹水が生じるんでしたよね。

◉右心不全では腹水をきたす

右心不全では、全身から心臓に血液が戻って来られなくなります。すると、心臓の手前の部分で血液がうっ滞します。これによって、右心不全では腹水をきたします。

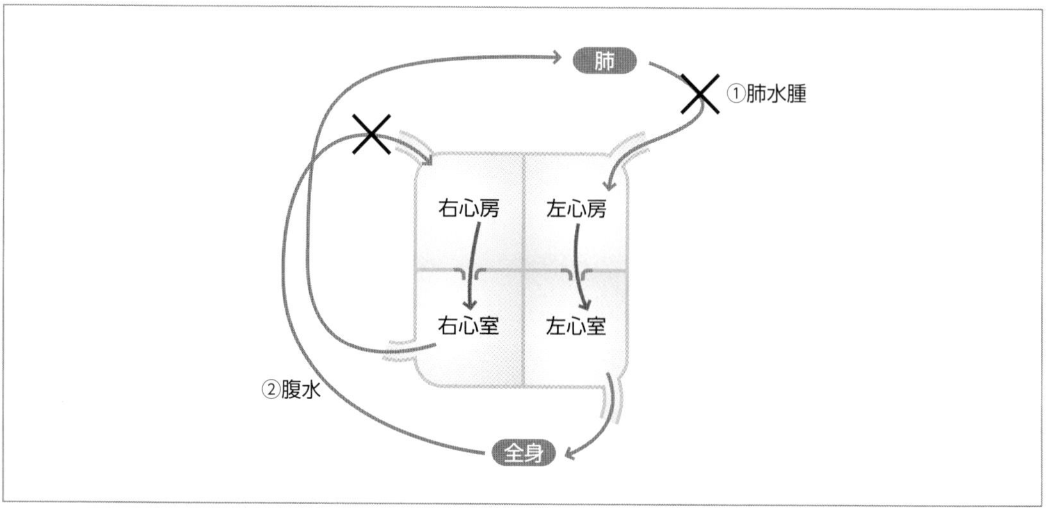

問題

①右心室から送り出された血液が運ばれるのは、全身？　肺？

②ニトログリセリンが有効なのは、狭心症？　心筋梗塞？

③肺水腫をきたすのは、右心不全？　左心不全？

答え

①肺

②狭心症

③左心不全

第35講 肺の病気

人体の構造と機能　臨床栄養学

はい、今日は肺の病気についてのお話です。慢性閉塞性肺疾患（COPD）と肺気腫について勉強しましょう。肺の働きは、酸素と二酸化炭素のガス交換ですよ。ちなみに酸素はヘモグロビンと結合して運ばれます。ヘモグロビンは、酸素がたくさんある場所では酸素と結合しやすく、酸素があまりない場所では酸素を手放しやすい性質があります。つまり、ヘモグロビンは、肺で酸素を受け取り、末梢で酸素を受け渡すのにぴったりなんです。

◉慢性閉塞性肺疾患（COPD）は慢性気管支炎と肺気腫からなる疾患

慢性閉塞性肺疾患（COPD）は、慢性気管支炎と肺気腫からなる疾患です。肺気腫では肺胞が壊れてしまうので、うまく息を吐き出せなくなり、気道が閉塞して1秒率が低下します。1秒率というのは、「思いっきり吸えるだけ息を吸った後に思いっきり息を吐いた時、吸った息のうちの何％を最初の1秒で吐き出せるのか？」を表したもので、疾患の重症度の指標となります。ちなみに、1秒率はスパイロメーターという装置で測定するんですよ。

◉COPDは痰を伴う咳が出て、痩せていく

COPDは男性に多く、痰を伴う咳が特徴です。また、必死に呼吸をするため多くのエネルギーが消費され、筋肉量が低下し、低栄養のリスクも高まり、痩せていきます。COPDの危険因子といえば喫煙です。

◉COPDの患者さんにはワクチン接種が勧められる

COPDの患者さんがインフルエンザや肺炎球菌性肺炎になると重症化するリスクが高くなります。なので、ワクチンの接種が勧められています。

✿ 問題

①肺気腫は、拘束性換気障害？　閉塞性換気障害？

②肺気腫では、1秒率は低下する？上昇する？

③COPDの患者は、肥満が多い？　痩せが多い？

✿ 答え

①閉塞性換気障害

②低下する

③痩せが多い

第36講　痛風

人体の構造と機能　臨床栄養学　食べ物と健康

今日のお話は男性に多い痛風です。血中の尿酸が高くなると発症のリスクが高まるのが痛風です。「痛風はどんな病気なのか？」「原因は何か？」「治療はどのように行われるのか？」を中心に勉強を進めていきましょう。

◉高尿酸血症が痛風の原因

痛風の原因は**高尿酸血症**です。尿酸はもともと血液に溶けにくい性質を持っています。ですから、血液中の尿酸濃度がちょっと高くなるだけで、尿酸は析出してしまうんです。

もっとも析出しやすい場所は足の親指の関節です。ここに尿酸が析出すると、白血球が集まってきて激しい炎症が起こり、激痛にみまわれます。これが痛風の発作です。

ちなみに、高尿酸血症は血清尿酸濃度**7.0mg/dL**ですが、痛風での治療目標は**6.0mg/dL**以下です。

◉尿酸はプリン体の代謝産物

尿酸は**プリン体**の代謝産物です。私たちがプリン体を摂取すると、体内でキサンチンを経て尿酸へと代謝されるんです。プリン体というのは核酸（DNAやRNA）のうちで、アデニン（A）とグアニン（G）を持つもののことをいいます。覚え方は「銀（Ag）プリン」です。詳しくは第59講でお話しします。

ですから、高尿酸血症を予防するためにはプリン体の摂取を減らせば良いのではないかといわれています。プリン体が多く含まれているのはレバーや魚卵、コーンビーフなどです。かずのこのプリン体含量は意外と低いのが特徴です。

◉痛風の原因となる生活習慣

痛風（高尿酸血症）の原因となる生活習慣として挙げられるのは、プリン体の過剰摂取、アルコールの多飲、果糖の過剰摂取、食べ過ぎなどです。

ちなみに、尿酸の析出を予防するために、水分をしっかりとっておくことも大切です。運動（特に有酸素運動）もしっかりしましょう。

◉痛風の合併症は尿路結石

血液中（足の親指の関節）で尿酸が析出すると痛風となりますが、尿中で尿酸が析出すると**尿路結石**となります。やはりすごく痛いです。これを防ぐためには、尿の酸性化を避け、アルカリ化する必要がありますので（尿酸は酸よりもアルカリに溶けやすい）、尿路結石の予防には尿アルカリ化薬が用いられます。

◉痛風の薬による治療は、尿酸の産生を抑えるか尿酸の排泄を促すか

痛風の薬剤による治療としては、尿酸の産生を抑えるか、尿酸の排泄を促すかの2通りが考えられます。尿酸の産生を抑える薬としてはアロプリノールが、尿酸の排泄を促す薬としてはプロベネシドが知られています。

一方で、痛風で激痛が起こってしまっているような時は、上記のような薬剤では痛みは改善しません。痛風の発作時には非ステロイド系抗炎症薬（NSAIDs）やコルヒチンが有効です。

問題

①痛風は男性と女性どっちに多い？
②高尿酸血症は血清尿酸濃度いくつから？
③アロプリノールはどんな薬？
④痛風の発作時に有効な薬は？
⑤痛風の治療目標としての血清尿酸濃度はいくつ？

答え

①男性
②7.0mg/dL
③尿酸産生を抑える薬
④非ステロイド系抗炎症薬やコルヒチン
⑤6.0mg/dL

第37講　熱中症と脱水

人体の構造と機能　臨床栄養学　応用栄養学

最近色々なところで耳にすることが増えている熱中症。今日はその熱中症についてお話をしたいと思います。熱中症は汗をかき過ぎて体内の水分またはミネラルのバランスがおかしくなってしまった時（いわゆる脱水の時）に起こります。ちなみに、汗は血液中の水分がしみ出したものなんですよ。

◉熱中症の症状

ここでは、熱中症の症状について説明します。最近はニュースなどでもよく説明されていますから想像しやすいでしょうか？　熱中症では、体温が上昇し、運動能力が低下、尿量が減少します。循環血液量も減少しますので、軽度ではめまい、ひどくなると意識障害などが起こります。

高齢や肥満などで発症のリスクは高まります。もちろん、乳幼児の発症にも注意が必要です。

◉大量に汗をかくと高張性脱水（水欠乏性脱水）になる

大量に汗をかくと、血液から大量の水分が失われます。すると血中ナトリウム濃度が上昇します。この状態を**高張性脱水**といいます。

「あれ？　汗ってしょっぱいんだから、ナトリウムも一緒に出てしまっているのでは？」という疑問もあるかと思います。確かに、汗のしょっぱさはナトリウムです。ですから、発汗によってナトリウムも失われています。しかし、汗のナトリウム濃度は血液のナトリウム濃度よりはるかに低いんです。したがって、大量に汗をかいた時に失われるのは、ナトリウムというよりも水分だと考えてください。

◉高張性脱水の時に大量に水を摂取すると低張性脱水（塩欠乏性脱水）になる

上で説明したように、大量に汗をかくと高張性脱水（水欠乏性脱水）になりますよね。この時、大量の水を摂取すると**低張性脱水（塩欠乏性脱水）**になります。高張性脱水では、主に血液中の水分が失われていますが、同時にナトリウムも失われているわけです。ここで大量の水を摂取すると、摂取した水が血液中に入ります。血液の水分量は元に戻るのですが、失われている分のナトリウムはどこからも供給されませんので、血中ナトリウム濃度が低下してしまいます。この状態を低張性脱水といいます。

ちなみに、おう吐や下痢などで一度にたくさんのミネラルが失われても、低張性脱水になります。低張性脱水になった時は、電解質（ナトリウムなどのミネラル）を含む水を補給しましょう。

問題

①熱中症では循環血液量は上昇する？　低下する？

②血液中のナトリウム濃度と汗のナトリウム濃度は同じ？　それともどちらかが高い？

③大量に汗をかくとなるのは高張性脱水？　低張性脱水？

答え

①低下する

②汗のナトリウム濃度よりも血液のナトリウム濃度の方が高い

③高張性脱水

コラム①　記憶力が悪くて困っている方へ

この参考書を読んでいらっしゃる方の中には「自分は要領が悪い」「自分は記憶力が悪い」なんて悩んでいらっしゃる方も多いのではないでしょうか？

「要領の悪さ」ですが、これは、この本で勉強することで克服できると思います。まずは、この本でしっかり勉強する。この本で勉強しながら過去問にどんどんチャレンジする。これがイチバンです。学問に王道はありませんが、資格試験には王道があると思っています。

そして「記憶力の悪さ」なんですが、今まで色々な方とお会いしましたが「私は記憶力には自信があるんです！」なんて方はまずいらっしゃいません。つまり、みんな記憶力が悪い……って悩んでいるんです。忘れてしまうのは当たり前、と良い意味であきらめましょう。忘れてしまったらまた覚えればいいんですよ。

寝る前に覚える。起きたら覚え直す。朝の通勤通学で見直す。お昼休みに見直す。帰りの電車で見直す。寝る前に見直す。このくらいやればきっと覚えられます。繰り返し……繰り返し……です。

とはいえ、記憶を定着させるとっても良い方法があるんです。それはコラム②にて紹介します。

第38講 糖尿病

人体の構造と機能　臨床栄養学

今日のテーマは糖尿病です。糖尿病に関する問題は毎年たくさん出題されるのですが、覚えるところが多いため、何となくふんわりとした勉強になりがちです。今日は糖尿病の問題を解く上でもっとも大切な部分に的を絞って、「糖尿病とは何か？」「糖尿病の診断基準はどんな感じなのか？」を中心に解説していきたいと思います。

◉糖尿病では血糖値が高くなっている

血糖値というのは血中グルコース濃度のことです。**糖尿病**では、この血中グルコース濃度が非常に高くなっています。

いわゆる健常者では血中のグルコースは尿細管ですべて回収されるので、尿にはグルコースは出てきません（詳しくは腎臓の講（第21講）を復習してください）。しかし、糖尿病で血糖値が非常に高くなると、尿細管で回収しきれずに尿に糖が混ざります。糖尿病という名前の通りですね。

◉インスリンは食べたものをため込むホルモン

第1章のインスリンの講（第11講）で詳しくお話しましたが、インスリンは食後（糖質の摂取後）に膵臓のβ細胞のランゲルハンス島から分泌されるペプチドホルモンで、その役割は食べたものを身体にため込むことです。

血糖（グルコース）を例にとれば、血糖を骨格筋や脂肪の細胞に取り込ませるのがインスリンの働きなんですよ。

◉１型糖尿病ではインスリンが出ないので血糖値が上がる

膵臓に何らかの障害があり（自己免疫など）、インスリンが分泌されなくなってしまうのが**1型糖尿病**です。

1型糖尿病ではインスリンが分泌されないので、その治療としてインスリンの皮下注射が行われます。また、食事療法・運動療法も併用されることがあります。

◉２型糖尿病ではインスリンが効かないので血糖値が上がる

通常であれば、インスリンが分泌されれば、血液中の糖は骨格筋や脂肪細胞に取り込まれます。しかし、インスリンが分泌されても、骨格筋や脂肪細胞が反応しなくなり、糖を取り込まなくなってしまうことがあります。この状態を「インスリン抵抗性が生じている」だとか「インスリン感受性が低下している」だとかいいます。これが**2型糖尿病**です。

2型糖尿病は、生活習慣（肥満）によって発症することが多いですが、遺伝の影響もあります。

2型糖尿病では食事療法・運動療法が有効ですが、もちろん薬物療法も行われます。食後高血糖を防ぐためのαグルコシダーゼ阻害薬、インスリンの分泌を促すスルホニル尿素薬、インスリン抵抗性を改善するチアゾリジン薬、肝臓での糖新生を抑制するビグアナイド薬、血糖値の上昇に応じてインスリンの分泌を促進するDPPⅣ阻害薬（インクレチン関連薬）、最近では、あえて血糖を尿として排出させ血糖値を下げるSGLT2阻害薬なども利用されています。

◉糖尿病にはケトアシドーシスのリスクがある

糖尿病、特に1型糖尿病では、**ケトアシドーシス**になることがあります。

1型糖尿病でインスリンの分泌がされないと、骨格筋や脂肪細胞はグルコースを取り込むことができないため、当然グルコースからエネルギーを得ることもできません。すると、脂質（トリグリセリド）からエネルギーを得ることになります。

脂質からエネルギーを作る時に、副産物（？）としてできるのが**ケトン体**です。ケトン体は、3ヒドロキシ酪酸やアセト酢酸などの総称で、「酸」とつく位なので酸性です。ケトン体が増えるということは、血液が酸性に傾く可能性があるということ、つまりケトアシドーシスのリスクが高まるということです。

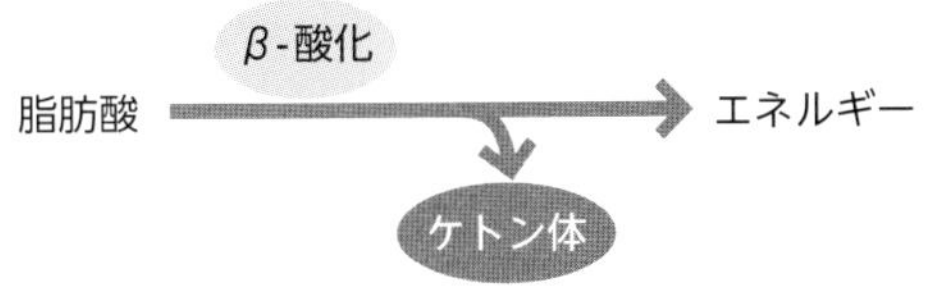

ケトアシドーシスの原因

◉糖尿病の診断基準

糖尿病の診断にはフローチャートがあります。「○○の時は糖尿病だけど、××が△△の時は、□か月以内に……」のような感じです。ただ、これを一度に全部覚えるのは大変ですので、まずは血液検査の基準について覚えてしまいましょう。糖尿病型の診断基準は以下の通りです。

- **空腹時血糖**：126mg/dL以上
  （メタボリックシンドロームの基準値110mg/dL以上と混同しないように！）
- **随時血糖値**：200mg/dL以上
- **75gOGTT2時間後の血糖値**：200mg/dL以上
- **HbA1c**：6.5%以上

ちなみに、75gOGTT検査というのは、グルコース75gを経口摂取した2時間後に血糖値を測定する検査のことです。また、HbA1cは、糖化ヘモグロビンのことで、過去1～2カ月の血糖値の状態を反映する指標です。

◉糖尿病の合併症

糖尿病の3大合併症は、**腎症・末梢神経障害・網膜症**です。糖尿病性腎症は、糸球体に障害が生じるので、尿中にアルブミンが出てきます。この糖尿病性腎症が透析の原因となります。末梢神経障害では、足がしびれたりします。網膜症は失明の原因になります。この3つの合併症は細い血管の障害ですが、糖尿病では太い血管に障害が生じることもあります。その結果、虚血性心疾患や脳血管障害、閉塞性動脈硬化症（下肢の動脈硬化です）のリスクが高まります。

合併症のリスクを減らすには、もちろん血糖値を正常範囲内に保つことが重要ですし、血圧をコントロールすることも重要だといわれています。

これで第2章も終わります。毎日勉強していて大変だと思いますが、合格に向けて頑張りましょうね。明日からは第3章です。

問題

①インスリン抵抗性が生じているのは1型糖尿病？　2型糖尿病？

②ケトアシドーシスになりやすいのは1型糖尿病？　2型糖尿病？

③遺伝の影響が強いのは1型糖尿病？　2型糖尿病？

④糖尿病の診断基準で空腹時血糖値はいくつ以上？

⑤1～2カ月の血糖値を反映する数値は？

答え

①2型糖尿病

②1型糖尿病

③2型糖尿病

④126mg/dL以上

⑤HbA1c

第3章

栄養バランスとライフステージごとの身体の特徴を勉強しよう

さて、今日から第3章に突入ですね。本章では、様々な基準値について説明していきます。本書では覚えるところをかなり絞りましたが、それでも覚えることがたっぷりあります。でも、「何となくこの位の値」という感じで覚えておけば大丈夫。国家試験では、判断に迷うような微妙な値は出題されません。

第39講　基準値を覚えよう①
第40講　基準値を覚えよう②
第41講　栄養バランスの基本を覚えよう
第42講　メタボリックシンドローム
第43講　脂質異常症
第44講　妊婦さん
第45講　先天性代謝異常
第46講　授乳と離乳
第47講　幼児期から思春期まで
第48講　更年期
第49講　高齢期
第50講　ストレス環境での栄養
第51講　基礎代謝とメッツ
第52講　病気と薬
第53講　透析
第54講　アシドーシスとアルカローシス
第55講　水溶性ホルモンと脂溶性ホルモン
第56講　活動電位
第57講　免疫のメカニズム
第58講　免疫とアレルギー
第59講　核酸とその代謝

第39講 基準値を覚えよう①

臨床栄養学　応用栄養学　栄養教育論

今日と明日で、血液検査や健康診断の正常値を覚えましょう。もう覚えるしかないところです。ただ「何もかも覚えなくては！」なんて焦ってしまう必要はありません。国家試験では、「基準値が40までだから、41で病気だ！」なんて問題は出ませんから、「何となくこの位」で覚えても大丈夫ですよ。

◉成人の脈拍は1分間に70回くらい

自分で脈拍を測ったことがあればだいたい想像はつくと思いますが、成人の脈拍は1分間に70回くらいです。

50回よりも少なくなると徐脈です。甲状腺機能低下症では徐脈になりますよ。

逆に100回を超えると頻脈です。甲状腺機能亢進症では頻脈になります。

ちなみに、幼児→乳児→新生児と、小さくなるほど脈は速いのが特徴で、新生児では成人の2倍近くになります。

◉血圧は収縮期血圧130mmHg、拡張期血圧85mmHgがメタボの基準

血圧は収縮期血圧が130mmHg、拡張期血圧が85mmHgというのが基準値です（メタボリックシンドロームの基準値）。ちなみに、これが140/90を超えると高血圧ですよ。メタボリックシンドローム（いわゆるメタボ）については第42講で詳しくまとめます。

◉ヘマトクリットは女性で40%くらい、男性で50%くらい

ヘマトクリットというのは、全血液に占める赤血球の割合（%）ですから、貧血の指標になります。女性ではだいたい40くらいです。男性ではこれよりも少し高くなります。ですから、女性でも30だったら低過ぎますし、男性でも60だったら高過ぎる、という感覚を持つことが大切です。

◉ヘモグロビンは男女とも15g/dLくらい

ヘモグロビンは貧血の指標です。ヘモグロビンは15g/dLくらいです。やはり男性の方が多くて、女性の方が少ないんですよ。ですから、女性でも9だったら低過ぎますし、男性でも20だったら高過ぎる、という感覚を持つことが大切です。

◉赤血球数は女性で400万／mm^3くらい、男性で450万／mm^3くらい

赤血球数も貧血の指標になります。赤血球数は女性で400万／mm^3くらいです。男性の方が女性よりも多いのが特徴ですね。

◉白血球は男女とも6000／mm^3くらい

白血球数は6000／mm^3くらいが普通です。これが半分の3000だったら低過ぎますし、2倍の12000だったら高過ぎます。身体の中で炎症が起こったりしている時は、白血球数が増えるんですよ。

問題

①脈拍100回／分は多い？　少ない？
②収縮期血圧150は高い？　低い？
③拡張期血圧100は高い？　低い？
④ヘマトクリット、女性で30は高い？　低い？
⑤ヘモグロビン、女性で9は高い？　低い？
⑥白血球数12000は多い？　少ない？

答え

①多い
②高い
③高い
④低い
⑤低い
⑥多い

第40講 基準値を覚えよう②

臨床栄養学　応用栄養学　栄養教育論

昨日に引き続き基準値を覚えていきましょう。今日は血液生化学検査の基準値です。ヘマトクリットやヘモグロビン、赤血球数などには男女差がありましたが、血液生化学値には基本的には男女差がないと考えてください。それでは、始めます。

◉空腹時血糖値は100mg/dLくらい

空腹時血糖値は**70〜110mg/dL**が基準ですので、100mg/dLくらいと覚えておきましょう。mg/dLという単位も大切です。空腹時血糖値が110mg/dLを超えるとメタボリックシンドローム、126mg/dLを超えると糖尿病です。

◉中性脂肪は150mg/dL以下、LDLは140mg/dL以下、HDLは40mg/dL以上が良い

中性脂肪というのはトリグリセリドのことです。中性脂肪が**150mg/dL**を超えると、メタボリックシンドロームだとか脂質異常症だとか診断されます。

総コレステロールは220mg/dLまでが基準値ですが、国家試験ではLDLコレステロールとHDLコレステロールの基準値が大切です。LDLが**140mg/dL**を超えた場合、HDLが**40mg/dL**を下回った場合には、脂質異常症（以前は高脂血症と呼ばれていました）です。

また、メタボリックシンドロームの診断基準でもHDL40mg/dL以下が適用されていますが、総コレステロールやLDLは診断基準に含まれていません。

▶まぎらわしい基準のまとめ

	メタボリックシンドロームの診断基準	糖尿病の診断基準	脂質異常症の診断基準
空腹時血糖値	110mg/dL以上	126mg/dL以上	なし
中性脂肪（トリグリセリド）	150mg/dL以上	なし	150mg/dL以上
LDLコレステロール	なし	なし	140mg/dL以上
HDLコレステロール	40mg/dL未満	なし	40mg/dL未満

◉総たんぱく質は6.5g/dL以上が正常、アルブミンは3.5g/dL以下で低栄養

特にアルブミン濃度の基準値をしっかり覚えておきましょう。アルブミン濃度の低下（3.5g/dL以下）は低栄養の指標となります。

また、アルブミンは血漿膠質浸透圧の維持に重要な役割をはたしていますので、低アルブミン血症、特に2.5g/dLより低くなると浮腫（むくみ）が生じます。詳しくは浮腫の講（第24講）を復習しておいてくださいね。

◉尿素窒素（BUN）は9〜20mg/dL

アミノ酸の代謝によって生じたアンモニアが肝臓（一部腎臓）で解毒されることで尿素が生じます。この尿素分子に含まれている窒素のことを尿素窒素（BUN）といいます。

尿素窒素（BUN）は9〜20mg/dLが基準値です。

◉尿酸は男性で7.0mg/dLまで

血清尿酸濃度が7.0mg/dL以上になると高尿酸血症です。高尿酸血症は、痛風や尿路結石のリスクを高めます。詳しくは痛風の講（第36講）をご覧くださいね。

ちなみに、痛風患者の治療目標は6.0mg/dLですよ。

◉クレアチニンは1.0mg/dLくらい

クレアチニンは、摂取したたんぱく質の量に関係なく、筋肉量に応じて産生されます。クレアチニンはすべてが尿中に排泄されますので、腎不全になると血中のクレアチン濃度は上昇します。血清クレアチニン濃度が1.0mg/dLを超えると、腎臓がダメになってきたかな〜という感じです。

◉総ビリルビンは1.0mg/dLくらい

血液中の総ビリルビンが高くなると黄疸をきたします。基準値は1.0mg/dLまでですが、1.0mg/dLを超えたくらいでは黄疸はみられません。実際に黄疸がみられるのは2.0mg/dLを超えた時です。ビリルビンや黄疸については黄疸の講（第19講）をご覧ください。

◉ALT（GPT）、AST（GOP）、γ-GTPを併せて覚えよう

ALT（GPT）は肝臓に存在する酵素です。この酵素自体の働きは肝臓でのアミノ基転移反応を触媒することですが、肝臓が炎症を起こすと、肝臓の細胞がちぎれて血液中に逸脱してきます。したがって、肝臓が炎症を起こすと高値になります。

AST（GOP）も肝臓に存在する酵素で、やはりアミノ基転移反応を触媒しています。ALTと同じく肝臓が炎症を起こすと血液中に逸脱してきますが、この酵素は筋肉にも多いため、心筋梗塞などで心筋が壊死した場合にも血中濃度は上昇します。

γ-GTPは胆管に存在している酵素です。胆管が炎症を起こしたりすると高値となります。

ちなみに、ALTもASTもγ-GTPも基準値はだいたい40位です。これらの値が40よりも極端に高かったら、どこかに炎症が生じているということです。

問題

①空腹時血糖50mg/dLは高い？　低い？
②中性脂肪220mg/dLは高い？　低い？
③アルブミン3.0g/dLは高い？　低い？
④尿酸値8.0mg/dLは高い？　低い？
⑤BUN40mg/dLは高い？　低い？
⑥クレアチニン2.0mg/dLは高い？　低い？
⑦総ビリルビン2.0mg/dLは高い？　低い？
⑧AST100は高い？　低い？

答え

①低い
②高い
③低い
④高い
⑤高い
⑥高い
⑦高い
⑧高い

第41講　栄養バランスの基本を覚えよう

臨床栄養学　応用栄養学　栄養教育論　給食経営管理論

　栄養バランスの基本を覚えてしまいましょう。まずは成人の栄養バランスです。「1日にどの栄養素をどのくらい摂取したら良いのか？」「どのくらいのカロリーを摂取したら良いのか？」をおさえておく必要があります。今日覚える成人の栄養バランスを基本にして、「幼児だったら？」「妊婦だったら？」「高齢者だったら？」という風に知識を展開させていきましょう。

◉推定エネルギー必要量は男性で2600kcalくらい、女性で2100kcalくらい

　推定エネルギー必要量というのは、集団における（例えば日本人の男性の30歳から49歳など）エネルギー出納が0になる確率がもっとも高いと思われるエネルギーの摂取量です。

　運動量が普通（身体活動レベルⅡ）の推定エネルギー必要量は男性で**2600kcal**、女性で**2100kcal**くらいです。要するに「普通に運動している男性の成人がだいたい2600kcal摂取していれば、太りもしないし痩せもしない確率が高い」ということですよ。

◉たんぱく質の摂取は男性で1日60g、女性で50gくらいが良い

　1日のたんぱく質摂取量は男性で**60g**くらい、女性で**50g**くらいが良いんです。

◉脂質の摂取比率（全摂取エネルギー中）は30％を超えないように

　脂質からのエネルギー摂取は、全エネルギー摂取の**30%**を超えないようにします。

◉炭水化物の摂取比率（全摂取エネルギー中）は50〜65％くらいが良い

　炭水化物からのエネルギー摂取は、全エネルギー摂取の**50〜65%**程度を目指しましょう。

◉食物繊維の摂取は男性で1日20g、女性で18g以上

　1日の食物繊維の摂取は男性で1日**20g**以上、女性で**18g**以上を目指します。男性の方がちょっと多いのが特徴ですね。ちなみに、学校給食では1日の目標値の40%以上の食物繊維が含まれる献立を作成します。

◉食塩の摂取は男性で1日7.5g、女性で6.5gを超えないように

　食塩（塩化ナトリウム）の過剰摂取は高血圧の原因になりますので、男性では1日**7.5g**、女性では1日**6.5g**を超えないようにします。

◉カリウムの摂取は１日だいたい3000mg以上が良い

カリウムはナトリウムの排泄を促進するので、積極的に摂取したいミネラルですね。男性なら1日3000mg以上、女性なら2600mg以上を摂取することが望まれます。高血圧の予防のためには3500mg以上が良いともいわれていますよ。

◉鉄の摂取は１日だいたい7.0mg以上

鉄の摂取量は、1日だいたい7.0mg以上が理想ですね。女性の方が少し少なめの基準が定められています。しかし、月経のある女性の場合は、男性よりも多く摂取する必要があります。また、成長期でも多めの摂取が必要です。

◉カルシウムの摂取は１日だいたい700mg以上

カルシウムは、1日だいたい700mg以上を目指して摂取するのが良いでしょう。女性の方が少なめの基準が定められています。ちなみに、耐容上限量（これ以上とらない方が良い量）は2500mgです。

◉コレステロールの摂取には基準値なし

私たちの身体の中のコレステロールは7割以上が肝臓で合成されたコレステロールです。また、コレステロールを沢山食べると、フィードバック機構により、コレステロールの合成が抑制されます。従って、コレステロールの摂取には基準値がないんですよ。

◉疾患における１日のエネルギー摂取量は25～30（kcal）×標準体重（kg）くらい

糖尿病や脂質異常症などの食事において、1日の適正なエネルギー摂取は、25～30（kcal）×標準体重（kg）で計算されます。

標準体重というのはBMIが22の時の体重です。BMIというのは、体重（kg）／身長^2（m）ですから、BMIが22の時の体重は、22×身長^2（m）で求められますよ。

イメージを膨らますために、もう少し解説を続けます。例えば、身長160cmの人の1日の適正エネルギー摂取量は、30（kcal）×22×1.6（m）×1.6（m）ですから1690（kcal）ですね。

今日はここまでです。実際には年齢別にもっと細かく数値が定められていますが、まずは、ここで解説したことをしっかり覚えてみてください。国家試験では、微妙な問題は、まず出ないと考えてください。食物繊維を例に挙げるとすれば「女性の1日あたりの食物繊維摂取は17g以上以下が望ましい（正解は18g以上ですよね）」などという微妙な設問ではなく、「女性の1日あたりの食物繊維摂取は30g以上が以下が望ましい（この文章はもちろん不正解です）」くらいちゃんとわかるようになっていますよ。

栄養バランスの基準（だいたいの値）

推定エネルギー必要量

男性　2600kcal
女性　2100kcal

たんぱく質

男性　60g/日
女性　50g/日

脂質（全摂取エネルギー中）

30%を超えないように

炭水化物（全摂取エネルギー中）

50〜65%くらい

食物繊維

男性　20g/日
女性　18g/日

食塩

男性　7.5g/日
女性　6.5g/日

カリウム

1日だいたい男性3000mg以上
女性2600mg以上

鉄

男性　1日7.5mg以上（成長期には〜11.5mg）
女性　1日6.0mg（月経ありで8.5〜10mg）

カルシウム

男性　700mg/日
女性　650mg/日
（耐容上限量2500mg/日）

コレステロール

基準値なし

問題

①成人男子の推定エネルギー必要量1500kcalは多い？　少ない？
②1日のたんぱく質摂取量100gは多い？　少ない？
③脂質からの摂取エネルギー比率40%は多い？　少ない？
④炭水化物からの摂取エネルギー比率40%は多い？　少ない？
⑤1日の食塩の摂取量12gは多い？　少ない？
⑥1日のカリウム摂取量1000mgは多い？　少ない？
⑦1日のカルシウム摂取量300mgは多い？　少ない？
⑧糖尿病における1日のエネルギー摂取量20（kcal）×標準体重（kg）は多い？　少ない？

答え

①少ない
②多い
③多い
④少ない
⑤多い
⑥少ない
⑦少ない
⑧少ない

第42講 メタボリックシンドローム

人体の構造と機能　応用栄養学　公衆栄養学

今日はメタボリックシンドロームについてお話します。ここで大切なのは、メタボリックシンドロームの診断基準を覚えること！　これだけです。しっかり覚えてしまいましょう。ただ、メタボリックシンドロームの診断基準だけではすぐに終わってしまいますので、体格指数についても少しだけお話したいと思います。

◉ウエスト周囲径が男性85cm、女性90cm以上

ウエスト周囲径が男性なら85cm以上、女性なら90cm以上が、メタボリックシンドローム診断基準の必須条件です。ウエスト周囲径の測定は「内臓脂肪がどのくらい蓄積しているのか？」の指標として用いられています。

◉ウエスト周囲径の基準＋以下の３つの項目のうち２つ以上が当てはまるとメタボリックシンドローム

上で説明したウエスト周囲径の基準を満たし、さらに、以下3項目のうちの2つ以上を満たすとメタボリックシンドロームと診断されます。

①血液検査で中性脂肪（トリグリセリド）が高い（150mg/dL以上）、HDLが低い（40mg/dLより低い）。この中性脂肪、HDLのいずれか片方でも該当していればアウトです。もちろん両方満たしていてもアウトですよ。

②血圧が高い。収縮期血圧130mmHg以上、拡張期血圧85mmHg以上のいずれか片方でも該当していればアウトです。もちろん両方満たしていてもアウトですよ。

③空腹時血糖値110mg/dL以上。

◉メタボリックシンドロームの診断基準は厳しい

メタボリックシンドロームの診断基準は、高血圧、糖尿病の診断基準より厳しくなっています。

トリグリセリド150mg/dL以上や、HDL40mg/dL以下は、脂質異常症の診断基準と同じですが、メタボリックシンドロームにおける血圧の基準は130／85mmHgで、高血圧の診断基準140／90mmHgより厳しいんです。また、メタボリックシンドロームにおける空腹時血糖値の基準は110mg/dLで、糖尿病の基準126mg/dLよりも厳しいんです。

ちなみに、メタボリックシンドロームの診断基準には、総コレステロールやLDLは含まれておりませんので、間違えないようにしましょう。

メタボリックシンドロームの診断基準

ウエスト周囲径　男性85cm以上、女性90cm以上
（内臓脂肪蓄積100cm^{2}に相当）

＋

①中性脂肪（トリグリセリド）　150mg/dL以上
HDL　40mg/dLより低い
（いずれか1つでもアウト）

②血圧
130/85mmHg以上

③空腹時血糖値
110mg/dL以上

①〜③のうち2つ以上でアウト！

◉カウプ指数（乳幼児）・ローレル指数（学童期・思春期）・BMI（成人）

BMIは成人の肥満を判定する基準値で、**体重（kg）／身長^2（m）**で表されます。**22**が標準体重ですよね。

ただ、このBMIを乳幼児や、学童期、思春期にも適用するのはちょっと無理があります。そこで、乳幼児にはカウプ指数を、学童期・思春期にはローレル指数を用います。ちなみに、乳幼児というのは生後3カ月以降5歳まで。学童期は小学生。思春期は中学生くらいですよ。

カウプ指数は、**体重（g）／身長^2（cm）に10をかけたもので**、15以下だとやせている感じで18以上だと太っている感じです。

ローレル指数は、**体重（kg）／身長^3（cm）に10^7をかけたもので**、99〜120だと痩せていて、**160**以上で肥満です。

重要なのは、乳幼児に用いられるカウプ指数には、男女差は考慮されませんが、年齢は考慮されるということです。生後3カ月から5歳までって、どんどん成長しますからね。

問題

①収縮期血圧いくつ以上がメタボリックシンドロームの診断基準？
②空腹時血糖いくつ以上がメタボリックシンドロームの診断基準？
③カウプ指数、ローレル指数、BMIの中で、乳幼児の体格指数はどれ？

答え

①130mmHg
②110mg/dL
③カウプ指数

第43講 脂質異常症

臨床栄養学　公衆栄養学

今日は脂質異常症のお話をします。脂質異常症は、昔は高脂血症といわれていました。脂質異常症とは、要するに血液中の脂質濃度が異常な状態なのですが、講義に入る前にここで確認です。血中の中性脂肪（トリグリセリド）は高過ぎない方が良い。LDL（悪玉コレステロール）も高過ぎない方が良い。HDL（善玉コレステロール）は低過ぎない方が良い。これが、原則です。

◉脂質異常症の診断基準

脂質異常症の診断基準は、血中のトリグリセリドが高過ぎる状態、LDLが高過ぎる状態、血中のHDLが低過ぎる状態のいずれかです。具体的には、以下の通りとなります。

- トリグリセリドの診断基準は「150mg/dL以上」（メタボリックシンドロームの診断基準と同じ）
- LDLの診断基準は「140mg/dL以上」（メタボリックシンドロームの診断基準に含まれない）
- HDLの診断基準は「40mg/dLより低い」（メタボリックシンドロームの診断基準と同じ）

◉脂質異常症の食事療法ではエネルギー摂取量とバランスを「普通」にする

脂質異常症の食事療法ですが、エネルギーの摂取量とエネルギーバランスは普通を目指します。この「普通」については第41講を参考にしてください。

- エネルギー量は標準体重を維持するくらい
- 普通のエネルギーバランスは「たんぱく質：脂質：炭水化物＝2：2：6程度」

◉脂質異常症の食事療法でその他気をつけたいこと

• コレステロールの摂取は1日200mg以下を目指す

LDLが高い場合には1日のコレステロール摂取量は200mg以下を目指します。「普通」はコレステロール摂取の基準値は定められていませんよね。

• 飽和脂肪酸は少なめが良い

飽和脂肪酸の摂取は総エネルギーの4.5～7%を目指します。もちろん、総脂質自体も少なめが良いとされており、エネルギー比率で20～25%の摂取（健常だと20～30%）を目指します。

• 食塩は少なめ

1日の食塩摂取量は6g未満を目指します。健常ですと、男性で7.5g、女性で6.5gですから、6gはかなり低いですね。

• アルコールは当然少なめ

1日のアルコール摂取量は**25g**以下です。アルコール度数5%のビールだとすると、ちょうど500mLの缶1本分です。

• 食物繊維は多め

1日の食物繊維の摂取は「普通」であれば、男性20g、女性18g以上です。これよりも多めに摂る必要があります。

問題

①脂質異常症の食事療法では、1日のコレステロールの摂取を600mg以下にする。○か×か？
②脂質異常症の食事療法では、1日の摂取カロリーを20（kcal）×標準体重とする。○か×か？
③脂質異常症の食事療法では、禁酒とする。○か×か？
④脂質異常症の食事療法では、1日の食物繊維の摂取を10g以上にする。○か×か？

答え

①×
②×
③×
④×

第44講　妊婦さん

応用栄養学

今日は妊婦さんについて勉強しましょう。「妊婦の身体には何が起こるのか？」「であれば、どんなものを食べたら良いのか？」を皮切りに、妊娠高血圧症候群（妊娠中毒症）、妊娠糖尿病について順番に話を進めていきたいと思います。

◉妊婦の身体にみられる変化

妊娠によってみられる身体の変化についてまとめておきます。

妊婦さんは赤ちゃんを守らなくてはなりませんし、妊娠に備えなくてはなりませんから、身体も赤ちゃんを守り妊娠に備える方向に働きます。

例えば、妊娠時の出血に備えて循環血液量が増加します。この時、血球成分（血液中の赤血球とか白血球とか血小板のこと）はあまり増えず、血漿（血液中の液体成分）が増えます。つまり、血液が薄まると考えてください。すると……見かけ上の鉄欠乏性貧血となります。あくまでも見かけ上です。また、出産時の出血を最小限に抑えるために、血液凝固能は亢進します。さらに自分と赤ちゃんを守るために免疫能も上昇します。その他、血中脂質濃度が上昇することもポイントです。

もう1つ大切なことがあります。それは、インスリン抵抗性が高まる（インスリン感受性が低下する）ということです。つまり、糖尿病のような状態になるということです。これを妊娠糖尿病といいますよ。詳しくは今日の最後に説明しますね。

◉胎児の発育に応じて胎児分の栄養素も摂取する必要がある（付加量）

妊婦の付加量を考える時に必要なのは、妊娠を初期（14週未満）、中期（14〜28週未満）、末期（28週以降）と分けて考えることです。妊娠中は母体も胎児もどんどん変化していきますから、付加量も変わってくるわけです。

まずは1日あたりのエネルギーの付加量からです。初期は＋50kcal、中期は＋250kcal、末期は＋450kcalです。身体活動レベルに関係なく、この値が定められています。

次にたんぱく質の付加量です。初期は付加量なし、中期は＋10g、末期は＋25gという感じです。妊娠中は、これくらいたんぱく質の摂取を増やすといいんだ、ということですよ。

ここで、付加量が定められていないものについて一気に覚えてしまいましょう。ビタミンK、カリウム、カルシウム、リンです。カルシウムに付加量が定められていないのは、何となく不思議な気もしますが、妊娠中はカルシウムの吸収率が高くなるので、特に付加量が定められていないんです。

妊娠期を通して、ずっと付加量が同じなのは、葉酸で付加量は240μgです。葉酸は胎児の神経管形成に大切なビタミンですよ。

次に鉄の付加量です。妊娠初期では**2.5mg**、妊娠中期・末期では**15mg**です。妊娠中期・末期では、循環血液量の増加や妊娠時の出血に備えて、鉄の付加量がとても高くなっていますね。

妊婦の付加量

	推定エネルギー必要量	推奨量		
	エネルギー (kcal)	たんぱく質 (g)	鉄 (mg)	葉酸 (μg)
初期 (16週未満)	+50	0	+2.5	+240
中期 (16〜28週未満)	+250	+10	+15	
末期 (28週以降)	+450	+25		

付加量なし……ビタミンK、カリウム、カルシウム、リン

◉妊娠高血圧症候群は妊娠20週以降、分娩後12週までにみられる高血圧

妊娠高血圧症候群は、昔は妊娠中毒症といわれていました。妊娠20週以降、分娩後12週までにみられる高血圧です。妊娠時の高血圧は、母体の脳出血や子宮内発育不全などのリスクが高まるので、注意が必要です。

診断基準は、血圧**140／90mmHg**以上（通常時の高血圧の診断基準と同じですね）と、たんぱく尿や浮腫、子宮胎盤機能不全などです。

妊娠高血圧症候群の食事療法としては、1日の食塩摂取を**7〜8g**程度にします。気づきましたか？　妊娠高血圧症候群では極端な塩分制限はしません。非妊娠時（普通の女性）の食塩摂取は1日7g以下でしたよね。ここ、ポイントです。エネルギーも極端に制限することはありません。

妊娠高血圧症候群

妊娠20週〜分娩後12週

診断基準

血圧　140/90mmHg

＋

たんぱく尿、浮腫、子宮胎盤機能不全など

◉妊娠糖尿病は妊娠中に発症した糖尿病っぽい病気

妊娠糖尿病というのは、妊娠中に発症した糖尿病っぽい病気（糖尿病にいたっていない糖代謝異常）です。しかし、妊娠糖尿病は2型糖尿病に移行することもあるので注意が必要です。治療としては、インスリン治療を行います。血糖降下剤は、赤ちゃんや母体への悪影響が心配なので用いません。

ちなみに、糖尿病の人が妊娠した場合には妊娠糖尿病とはいわず、糖尿病合併妊娠というので、間違えないようにしましょう。

問題

①妊娠中は、血液凝固能が亢進する？　低下する？

②妊娠中は、血中コレステロール濃度が上昇する？　低下する？

③葉酸の付加量は、妊娠中を通して一定？　異なる？

④鉄とカルシウム、付加量が定められているのはどっち？　両方？

⑤妊娠高血圧症候群では1日の食塩の摂取を5g以下にする。○か×か？

⑥糖尿病の人が妊娠した場合、妊娠糖尿病という。○か×か？

答え

①亢進する

②上昇する

③一定

④鉄

⑤×

⑥×

第45講 先天性代謝異常

臨床栄養学　応用栄養学

今日は、先天性代謝異常についてのお話です。アミノ酸代謝異常としてフェニルケトン尿症、メープルシロップ尿症、ホモシスチン尿症、糖質の代謝異常としてガラクトース血症、内分泌系の異常として先天性甲状腺機能低下症（クレチン症）、先天性副腎過形成症。これらについて勉強しましょう。これらはすべて新生児マススクリーニング検査（先天性代謝異常等検査）に含まれている疾患です。ちなみに、先天性というのは「生まれながらに」という意味です。

◉フェニルケトン尿症はフェニルアラニンをチロシンに変える酵素が欠損している

フェニルケトン尿症では、フェニルアラニンをチロシンに変える酵素が欠損しているので、血中にフェニルアラニンがあふれてしまいます。したがって、**フェニルアラニンが少なくチロシンが多い**ミルクを用います。

ちなみに、フェニルアラニン→チロシン→ドーパ⇒ドーパミン→……の反応は覚えていますか？「⇒」の部分がアミノ酸の脱カルボキシル基反応ですよ。忘れてしまっている場合は、第1章のアミノ酸の代謝の講（第10講）を勉強しなおしましょう。

◉メープルシロップ尿症は分岐鎖アミノ酸を代謝する酵素が欠損している

メープルシロップ尿症では、分岐鎖アミノ酸を代謝する酵素が欠損しているので、血中に分岐鎖アミノ酸があふれてしまいます。したがって、**分岐鎖アミノ酸**（バリン・ロイシン・イソロイシン）が少ないミルクを用います。

◉ホモシスチン尿症は血中のホモシスチンの濃度が上昇する

ホモシスチン尿症では血中のホモシスチンの濃度が上昇してしまいます。ホモシスチンはメチオニンの中間代謝物ですので、**メチオニン除去ミルク**を用います。

◉ガラクトース血症は血液中にガラクトースがあふれる

ガラクトース血症は血液中にガラクトースがあふれてしまう疾患です。ガラクトースが増えないようにするために、**乳糖**（**グルコースとガラクトースが結合した二糖類**）の摂取を控える必要があります。

◉先天性甲状腺機能低下症（クレチン症）は甲状腺ホルモンの分泌が低下する

クレチン症は先天性の甲状腺機能低下症ですね。甲状腺ホルモンの分泌が低下してしまうので、運動神経の発達障害や基礎代謝の低下がみられます。

◉先天性副腎過形成症は副腎皮質ホルモンが作られない

先天性副腎過形成症は、先天的に副腎皮質ホルモンが作られない疾患です。過形成症というと、たくさん作られてしまうようなイメージがありますが、副腎皮質が作られない疾患ですので間違えないようにしましょう。

◉糖原病はグリコーゲン、ウィルソン病は銅が過剰に蓄積されてしまう

その他の先天性代謝異常として、糖原病とウィルソン病をおさえておきましょう。糖原病はグリコーゲンが肝臓や筋肉に過剰に蓄積されてしまう疾患、ウィルソン病は臓器に銅が過剰に蓄積されてしまう疾患です。

問題

①フェニルケトン尿症では、メチオニン除去ミルクを用いる。◯か×か？
②メープルシロップ尿症では、分岐鎖アミノ酸の少ないミルクを用いる。◯か×か？
③ガラクトース血症では、ショ糖の摂取を控える。◯か×か？
④ウィルソン病で臓器に過剰に蓄積されてしまうのは何？

答え

①×
②◯
③×
④銅

第46講 授乳と離乳

応用栄養学

今日は、授乳と離乳について勉強しましょう。まずは母乳における初乳（産後3〜5日）と成熟乳（産後2週間以降）の違い、そして母乳のメリットとデメリット、最後に離乳の進め方についてお話したいと思います。

◉初乳と成熟乳の違い（母乳）

まずは、初乳と成熟乳の違いについて覚えておきましょう。初乳というのは産後3〜5日まで、成熟乳は産後2週間以降に分泌される母乳のことです。ちなみに、初乳と成熟乳の間に出るのは移行乳といいます。

初乳は、**IgA（免疫グロブリンA）**や**ラクトフェリン**（鉄結合たんぱく質で抗菌作用がある）、**たんぱく質**が多いのが特徴です。赤ちゃんを病原体から守るような感染防御物質がたくさん入っているんです。

成熟乳になると、**脂質**や**乳糖**が増えてきます。これらは赤ちゃんが大きくなるために必要なものですよ。

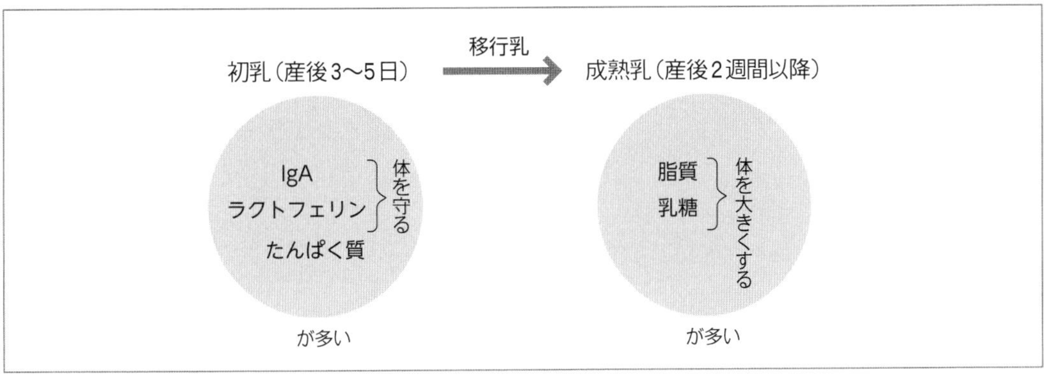

◉母乳のメリットとデメリット

母乳の利点は、やはり感染防御物質がたくさん含まれているということです。また、消化も良く、アレルギーの心配も少ないのが特徴で、基本的には赤ちゃんが育つためにもっとも良い組成になっています。

とはいえ、母乳にもデメリットがあります。それは、**ビタミンKが少ない**ということです。ビタミンKが不足すると新生児特発性頭蓋内出血のリスクが高まりますので、赤ちゃんにビタミンKシロップ剤を飲ませて対応します。

◉離乳の進め方

離乳の進め方を覚える時の基本は、「5, 6」「7, 8」「9, 10, 11」「12から18」です。何回か口に出して「5, 6」「7, 8」「9, 10, 11」「12から18」と言ってみてくださいね。この数字は離乳の開始から段階的に離乳が完了するまでの目安です。

生後5〜6カ月で哺乳反射が弱まってきた頃が、離乳開始の目安です。離乳食は、1日1回なめらかにすりつぶした状態で与えます。このなめらかにすりつぶした状態のものを食べ始めた時が「離乳の開始」です。

7〜8カ月で、1日2回とします。舌ですりつぶせる程度の固さです。

9〜11カ月で、1日3回。歯ぐきでつぶせる程度の固さにします。この生後9カ月の頃、離乳食で足りない分（鉄など）を補うのが**フォローアップミルク**ですよ。

12〜18カ月で離乳がだいたい完了します。「離乳の完了」とは、必要なエネルギーや栄養素の大部分を、母乳や人工乳に頼らず、離乳食から摂取できるようになった状態です。

ちなみに、離乳食では、卵は卵黄から、魚は白身魚から開始（7〜8カ月から開始）するのが基本です。また1歳になるまでは、はちみつの摂取を控えます。これは、はちみつによるボツリヌス症を予防するためです。

離乳の進め方

	生後5、6ヶ月	7、8ヶ月	9〜11ヶ月	12〜18ヶ月
	離乳の開始 →	→	→	離乳の完了
食事回数	1回/日	2回/日	3回/日 →	→
調理形態	なめらかに すりつぶした 状態	舌で つぶせる 固さ	歯ぐきで つぶせる固さ	歯ぐきで かめる固さ

- 卵は、卵黄→全卵
- 魚は、白→赤→青魚
- はちみつは、満1歳までNG！

問題

①IgAは初乳よりも成熟乳に多い。○か×か？

②たんぱく質は初乳よりも成熟乳に多い。○か×か？

③ビタミンKは母乳よりも人工乳に多い。○か×か？

④離乳の開始は生後3カ月を目安とする。○か×か？

⑤フォローアップミルクは母乳の代替となる。○か×か？

答え

①×

②×

③○

④×

⑤×

コラム②　管理栄養士国家試験は120点とれば全員合格できる試験です

当たり前といえば当たり前なのですが、管理栄養士国家試験は120点とれば全員合格できる試験です。これってすごいことですよね。高校入試だって、大学入試だって、誰かに勝たなくては合格できないんです。それが、管理栄養士国家試験は（資格試験全般にそうなんですが）、120点とれば誰でも合格できるんです。

ということで、ぜひ、友達と一緒に勉強してみてください。これが要領よく記憶を定着させるのに、最も良い方法の1つです。一緒に勉強しながら、わからないところを教え合うんです。誰かに教えるということは、本当にわかっていなくてはできませんよね。そして、誰かに教えるという行為によって、記憶はすごく定着するんです。ぜひ、一緒に勉強する仲間を見つけてください。

私の周りに受験する人がいないんですけど……という方は、自分で自分に教えてあげればいいんです。自分で自分に向って、リアルに講義をするんですよ。「はい。今日はネフローゼのお話をします。ネフローゼは腎臓の病気ですよね。腎臓は……」という感じです。ブツブツ勉強法です。

第47講 幼児期から思春期まで

応用栄養学　給食経営管理論

今日は幼児期、学童期、思春期、つまり成長期の栄養について勉強しましょう。乳児期というのは1歳から5歳まで、つまりだいたい離乳が完了した頃から小学校に上がる前までのことです。学童期は小学生、思春期は中学生・高校生です。

◉幼児期のポイント

幼児期の体格指数は、BMIではなく**カウプ指数**です（第42講参照）。

カウプ指数は、体重（g）を身長（cm）の2乗で割って10をかけたものです。この値が18以上になると太っている感じになります。

このカウプ指数による判定では、男女差は考慮しませんが、年齢は考慮されます。1歳から5歳までですから「男女差ってあまりないよな〜」「1歳違えば体つきもどんどん変わるもんな〜」というイメージを持ってくださいね。ちなみに、体重あたりの基礎代謝量がもっとも高いのは2〜3歳くらいですよ。

幼児期であっても、やはり問題となるのは肥満です。肥満の90%以上は**単純性肥満**です。単純性肥満というのは要するに食べ過ぎです。ちなみに基礎疾患による肥満のことは症候性肥満といいます。

また、日本ではほとんどみられませんが、途上国ではクワシオルコルやマラスムスがみられます。クワシオルコルというのはたんぱく質が不足している栄養失調で、マラスムスはエネルギーが不足している栄養失調です。クワシオルコルでは血中のアルブミンが低下するので浮腫がみられます。

日本でもみられる栄養障害は**鉄欠乏性貧血**です。ちなみに、老若男女どの世代においても、貧血では鉄欠乏性貧血がもっとも多いということも覚えておきましょう。

幼児期の食事のポイントは、1日の総エネルギーの10〜20%程度を**間食**からとるということです。

◉学童期のポイント

学童期はバリバリの成長期です。男の子よりも女の子の方が早く大きくなるというのもポイントです。とにかく成長期ですから、体重あたりの推定エネルギー必要量は成人よりも高く設定されています。

学童期の肥満も、幼児期と同様に単純性肥満が多いですし、貧血も幼児期と同様に鉄欠乏性貧血が多いです。この時期の肥満は成人期の肥満に移行しやすいので注意が必要です。

もう1つ、月経のある女子の鉄推奨量は男子よりも多いということも覚えておきましょう（第41

講124ページ参照)。

◉給食の基準

ここで、給食の基準を覚えておきましょう。給食1食で、1日に必要な摂取量のうちのどのくらいを目標にするかがポイントです。

まず、1日の3分の1(33%)が基準となっているのは、エネルギー、鉄(小学校)、ビタミン(ビタミンA、B_1、B_2以外)です。また、ナトリウムの基準は1日の3分の1未満です。そして1日の40%を目指すのが、鉄(中学校)、ビタミンA、B_1、B_2、食物繊維です。そして、1日の50%を目指すのがカルシウムです。

学校給食摂取基準

目標は1日の何%？

- エネルギー
- 鉄(小学校)
- ビタミン(ビタミンA、B_1、B_2以外)
- ナトリウム

} 33%(1日の3分の1)

- 鉄(中学校)
- ビタミンA、B_1、B_2
- 食物繊維

} 40%

- カルシウム

} 50%

ちなみに、たんぱく質は、1日の推定エネルギー必要量の13〜20%です。

◉思春期のポイント

思春期スパートの開始は、もちろん男子よりも女子の方が早いですよね。ですから、骨量がもっとも増加する時期も女子の方が早く、女子で11〜14歳、男子で13〜16歳です。骨量を増加させるために、**カルシウム蓄積速度**は思春期前半で最大となります。

国家試験では思春期女子の問題がよく出題されます。

思春期女子の特徴は、月経が始まるので鉄欠乏性貧血が多いこと(鉄の摂取を心がける必要があります)と、**神経性食欲不振症**、起立性調節障害(自律神経が乱れて、めまいや立ちくらみなどが起こります)が多いことです。

神経性食欲不振症の特徴は、痩せ願望による摂食障害です。標準体重よりも20%以上の痩せが診断基準です。症状としては、低体温、低血圧、無月経などで、とにかく元気がありません。にもかかわらず活動性が高いのも特徴です。

◉学童期と思春期の体格指数

学童期と思春期の体格指数は、BMIではなく**ローレル指数**（第42講参照）です。

ローレル指数は、体重（kg）を身長（cm）の3乗で割って10^7をかけたものです。この値が160以上になると肥満と判定されます。

✿ 問題

①幼児期に用いられる体格指数は？

②幼児期の肥満でもっとも多いのは何肥満？

③学童期の貧血でもっとも多いのは何貧血？

④カルシウムの蓄積速度が最大となるのは思春期前半？　後半？

⑤神経性食欲不振症では、活動性が高い？　低い？

⑥エネルギーは学校給食1食分で、1日に必要な量の約何％を満たすことが基準？

✿ 答え

①カウプ指数

②単純性肥満

③鉄欠乏性貧血

④思春期前半

⑤活動性が高い

⑥33％（3分の1）

第48講 更年期

応用栄養学

更年期障害という言葉を聞いたことがあると思いますが、これは更年期にみられる色々な身体の不調のことです。更年期は女性が閉経前後にホルモンバランスが崩れてしまうことにより起こります。更年期というと女性ならではのような感じがしますが、男性にも更年期は存在しますよ。更年期は国家試験ではたびたび問われる分野ですから、おろそかにしないようにしてくださいね。

◉閉経によってエストロゲンやプロゲステロンの分泌が低下する

閉経によってエストロゲン（卵胞ホルモン）やプロゲステロン（黄体ホルモン）の分泌が低下することで、更年期の症状が現れます。この時、**卵胞刺激ホルモン**や**黄体形成ホルモン**の分泌が上昇していることもポイントです。卵胞ホルモンやプロゲステロンの分泌が低下しているので、「分泌して！分泌して！」と卵胞刺激ホルモンや黄体形成ホルモンの分泌は上昇するんですよ。更年期障害では、これらのホルモンが自律神経に悪影響をおよぼして、不定愁訴（なんとなく体調が悪い）が生じるといわれています。

◉更年期の症状

更年期で現れる症状は、基本的には「不健康」な症状だと考えてください。例えば、血中のLDLは上昇し、HDLは低下しますので動脈硬化になりやすくなり、虚血性心疾患や脳梗塞のリスクも高まります。また、骨密度が低下し、**骨粗鬆症**のリスクも高まります。

ちなみに、骨密度が低下するということは、骨のカルシウムが血液中に溶け出してきてしまうということです。この現象を骨吸収といいます。つまり、骨吸収とは骨が壊れるということですよ。

また自覚症状としては、いらいらするだとか、ホットフラッシュ（顔がほてる）などが有名ですよね。

問題

①女性の更年期では、卵胞刺激ホルモンの分泌は低下している？　上昇している？

②女性の更年期では、骨吸収が低下する？　上昇する？

③女性の更年期では、血中LDLが低下する？　上昇する？

答え

①上昇している

②上昇する

③上昇する

第49講 高齢期

応用栄養学

今日は、高齢期（70歳以上）の栄養について勉強しましょう。ポイントは加齢に伴う身体の様々な変化を理解し、「それではどんなものを食べたら良いのか？」と考えることです。そして、もう1つ。当たり前かもしれませんが、加齢によって様々な身体機能が低下していくことも頭に入れておきましょう。

◉加齢に伴う体組成の変化

加齢に伴い筋肉量や筋力（握力など）が低下し、身体能力（歩行速度など）も低下します（サルコペニアといいます）。逆に、脂肪の割合は増加傾向となります。もう1つ、フレイル（虚弱）という言葉も覚えておきましょう。フレイルはサルコペニアと似た概念なのですが、①筋力（握力）の低下や、②身体能力（歩行速度）の低下だけでなく、③体重減少、④主観的な疲労感、⑤日常活動量の減少、も診断基準です。上の5項目のうち3項目以上に該当すると、フレイルと診断されます。

筋肉量の低下について、もう少し詳しく解説しましょう。加齢に伴う筋肉量の低下は、**赤筋**よりも**白筋**の方が大きいんです。

赤筋というのは遅筋のことで、持久的運動に適した筋肉です。ミトコンドリアをたくさん持っていて、有酸素的運動（マラソンやウォーキングなど）を得意とします。赤筋の代表例は心臓です。心臓が持久的運動に適していないと困りますもんね。焼鳥屋さんでハツを食べたことがありますか？　ハツは赤い色をしていますね。

一方、白筋というのは速筋のことで、瞬発力を必要とする運動に適したマッチョな筋肉です。ミトコンドリアは少ないので、有酸素的運動はあまり得意ではなく、無酸素的運動（100メートル走など）を得意とします。

そして、加齢によって減少しやすいのはマッチョな白筋です。心臓のような赤筋の方が衰えにくいんですよ。

◉加齢に伴い色々感じにくくなる

加齢によって、様々な刺激に反応しにくくなります。

例えば、塩味に対する閾値が高くなります。閾値が高いというのは、塩の濃度が高くならないと塩味を感じないという意味です。「おばあちゃ～ん！　この煮物しょっぱいよ～」「そうかしら？ちょうどいいわよ♪」という感じです。

また、体内の水が不足していても喉の渇き（口渇感）を感じにくくなりますので、脱水も起こしやすくなります。

もちろん、視覚、聴覚も衰えてきます。

また、病原体に対する免疫応答も低下します。

◉高齢者は様々な栄養素が不足しやすい

高齢者は食欲や消化吸収機能が衰えてきますので、ミネラルやビタミンなどの栄養素が不足しがちです。さらに、便秘もしやすくなります（弛緩性便秘）。

高齢者でもっとも問題になりやすいのは、たんぱく質やエネルギーの低栄養状態（PEM）です。たんぱく質の不足は血中アルブミン濃度を低下させます。血中アルブミン濃度の低下は褥瘡や浮腫の原因（第24講参照）になりますから、血中アルブミン濃度が**3.5g/dL**を下回らないように気をつける必要があります。

◉充分な栄養素の摂取が大切

低栄養にならないためには、高齢者でも充分な栄養素を摂取する必要があります。たんぱく質の摂取量も、カルシウムの摂取量も、鉄の摂取量も、成人とだいたい同じかちょっと少ないくらいです。具体的には、以下の様な感じです。

- たんぱく質の摂取量は男性で1日60gくらい、女性では50gくらい。
- カルシウムの1日の摂取量は1日だいたい700mg以上。
- 鉄の1日の摂取量は1日だいたい男性で7.0mg、女性で6.0mg。

ただ、推定エネルギー必要量は、成人よりも少しだけ低下します。普通の運動量（身体活動レベルⅡ）の男性で2200kcalくらい、女性で1750kcalくらいです。ちなみに、成人だと男性で2600kcal、女性で2100kcalくらいですよね。

✿ 問題

①加齢に伴い減少しやすいのは、赤筋？　白筋？

②加齢に伴い塩味の域値は、高くなる？　低くなる？

③加齢に伴い血中アルブミン濃度は、高くなる？　低くなる？

✿ 答え

①白筋

②高くなる

③低くなる

第50講 ストレス環境での栄養

人体の構造と機能　臨床栄養学　応用栄養学

今日は、ストレス環境での栄養について勉強しましょう。ストレスというのはちょっと理解しにくい言葉ですが、今日は、熱い時、寒い時、高圧環境（深海）、低圧環境（高地）、無重力環境（宇宙）について解説したいと思います。特に、熱い時、寒い時、低圧環境についてしっかりと勉強しておいてください。

◉ストレスを感じると身体は生きるための反応を起こす

ストレスを感じた時、身体は生きるための反応を起こします。基本は「血糖値を上げる」です。血糖値を上げるために、副腎髄質からはアドレナリンが分泌されますし（第27講参照）、副腎皮質からは糖質コルチコイドが分泌されます（第26講参照）。

これによって、グリコーゲンが分解され血糖値が上昇します（第3講参照）。また、たんぱく質を分解することにより、アミノ酸からの糖新生も行われ（第4講参照）、血糖値が上昇します。これらの反応が主に行われる場所は肝臓でしたよね。

また、ホルモン感受性リパーゼの活性化による貯蔵脂肪の分解も行われます（第11講参照）。脂肪酸のβ-酸化によってエネルギーを作り出すんですよ。

糖質コルチコイドの合成には**ビタミンC**が必要ですので、ストレス時にはビタミンCを積極的に摂取する必要があります。

◉暑い時は体温の上昇を防ぐために汗をかくので水分やナトリウムが失われる

暑い時は、体温が上がるのを防ぐために汗をかきます。汗をかけば水分やナトリウムが失われます。当然、尿量は低下します。尿量が低下するということは、バソプレシン（抗利尿ホルモン）の分泌が上昇しているということですよ。

また、血管は拡張し、皮膚の血流量は増加します（暑いと顔が赤くなりますもんね）。しかし、汗をかいて血液から水分が失われているので、循環血液量は低下しています。

◉寒い時は体温を下げないためにエネルギー代謝が亢進する

寒い時は、体温を下げないためにエネルギー代謝が亢進します。当然、基礎代謝も亢進します。エネルギー代謝を亢進させるために、糖質も脂質もたんぱく質もしっかりと食べる必要があります。副腎髄質からはアドレナリンも分泌され、血糖値も上昇します。

◉高圧環境下

高圧環境下というのは、例えば海の中などです。肺が膨らみにくくなるので、**最大換気量**が低下します。最大換気量というのは、「1分間に肺の中の空気をどれだけ入れ替えることができるのか？」を測定した値です。

◉低圧環境下

低圧環境下とは、例えば高い山の上などです。高い山の上は酸素が薄いので、ヒトは代償的に赤血球（ヘモグロビン）を増やします。赤血球の働きは酸素を運ぶことでしたよね。

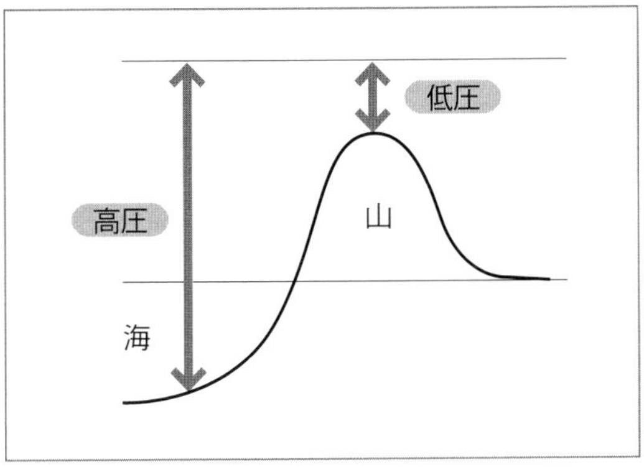

◉無重力環境下

無重力環境下とは、宇宙空間などです。重力がないので、骨がそんなに丈夫である必要がなくなります。すると、骨からのカルシウムの溶け出しが問題になります。骨からカルシウムが溶け出すということは、尿中のカルシウムも増加するということです。宇宙飛行士さんは、宇宙空間で骨が弱くならないように、しっかりとトレーニングを行うらしいですよ。

問題

①ストレス環境下では、血中のビタミンC濃度は上昇する？　低下する？
②高温環境下では、バソプレシンの分泌は上昇する？　低下する？
③低温環境下では、基礎代謝は亢進する？　低下する？
④低圧環境下では、ヘモグロビンが増える？　減る？

答え

①低下する
②上昇する
③亢進する
④増える

第51講 基礎代謝とメッツ

基礎栄養学　臨床栄養学　応用栄養学

今日は、基礎代謝やメッツのお話を中心に、エネルギー代謝についてのお話をしたいと思います。基礎代謝量だとか安静時エネルギー消費量だとか、どれも同じように感じてしまうような言葉が登場しますので、混乱しないように正確に覚えてくださいね。

◉基礎代謝量は眠っている時の代謝量とだいたい同じ

基礎代謝量は眠っている時の代謝量とだいたい同じです。ただ、だいたい同じというわけにもいきませんので、基礎代謝量を測定する時の条件はしっかりと決まっています。条件は3つ。①食事の影響を受けていないこと、②快適な場所にいること、③安静にして横になっていること、です。もう少し詳しく説明しますね。

1つ目。食事の影響を受けていないこと。食べた直後は消化や吸収のために消化管が働いていますし、食事誘発性体熱産生も起こっていますから、食後充分な時間（食後12～15時間）が経過していることが大切です。

2つ目。快適な温度・湿度下にいるということ。暑くて汗だくの状態や、寒くて震えているような状態では基礎代謝は測れません。

3つ目。目は覚めているけれど安静にして上を向いて横になっている状態ということ。これは、座っているのではなく、横たわっていなくてはならないということなんですよ。あ、眠ってしまってはダメですよ。

◉食事誘発性体熱産生

上でちょっと出てきました「**食事誘発性体熱産生**」について説明します。食事誘発性体熱産生というのは、食後に身体がぽかぽかと温まる現象です。3大栄養素は、糖質・脂質・たんぱく質ですが、この中でもっとも身体をぽかぽかと温めるのはたんぱく質ですよ。

◉基礎代謝量に影響をおよぼす因子

基礎代謝量に話を戻します。基礎代謝量に影響をおよぼす因子についておさえておきましょう。

まずは年齢です。若い方が体重あたりの1日の基礎代謝量（基礎代謝基準値といいます）は高いです。もっとも基礎代謝基準値が高いのは2～3歳の時で、その後は徐々に低下していきます。

また、筋肉量が多い方が基礎代謝は高いので、同年齢で比較すると女性よりも男性の方が基礎代謝は高くなります。女性ですと妊娠後期には基礎代謝は高くなります。除脂肪体重や体表面積の大きさも基礎代謝に比例します。ダイエットをして痩せても、筋肉が一緒に落ちてしまったら、基礎代謝も下がってしまって困る……というわけですね。

環境も、基礎代謝に影響をおよぼします。暑いよりも寒い方が基礎代謝は高くなります。寒い時には、体温が下がらないようにしなくてはならないからです。

また、体温は高い方が基礎代謝は高くなります。

それから、栄養状態が悪いと基礎代謝は低下し、甲状腺ホルモンは基礎代謝を高めます。

妊娠時や発熱時にも基礎代謝は高くなります。

◉身体活動レベル

身体活動レベルは「1日あたりの総エネルギー消費量／1日あたりの基礎代謝量」で表されます。つまり、たくさん動いている人の方が身体活動レベルは高くなります。成人で1日座っているような人の身体活動レベルは**1.50（レベルⅠ）程度**、仕事は座っているけれど、家事をしたり、通勤したりしている人では**1.75（レベルⅡ）程度**、肉体労働をしていたりスポーツなどを積極的に行っている人では**2.00（レベルⅢ）程度**です。

ちなみに、高齢者の身体活動レベルは、成人よりもそれぞれ0.05ずつ低くなります。

▶身体活動レベル

レベル	Ⅰ（低い）	Ⅱ（普通）	Ⅲ（高い）
成人	1.50	1.75	2.00
高齢者（70歳以上）	1.45	1.70	1.95

◉メッツ

メッツ値は運動（身体活動）の強度を表す値です。安静時エネルギー消費量（おとなしく座っている時のエネルギー消費量）の倍数として表されます。ですから、静かに座っているのは1メッツですよ。普通に歩くと3メッツ、速歩きで4メッツ、走ると6メッツという感じです。

ちなみに、安定時エネルギー消費量（おとなしく座っている時の代謝量）は基礎代謝量（眠っている時の代謝量とだいたい同じ）よりも10％程度高くなりますので、あわせて覚えておきましょう。

◉呼吸商がわかれば身体の中で何が燃えているのかがわかる

呼吸商というのは、（発生した二酸化炭素の量）を（消費した酸素の量）で割ったものです。これによって、体内で、糖質が燃えているのか、たんぱく質が燃えているのか、脂質が燃えているのかがわかります。糖質が燃えている時の呼吸商は1.0、脂質が燃えている時の呼吸商は0.7、たんぱく質が燃えている時の呼吸商は0.8ですよ。

✿ 問題

①基礎代謝は大きいのは、筋肉がいっぱいついている人？　脂肪がいっぱいついている人？
②食事誘発性体熱産生がもっとも大きいのは、糖質？　脂質？　たんぱく質？
③身体活動レベルは、1日の総エネルギー消費量を何で割ったもの？
④メッツは、何の倍数？
⑤呼吸商0.7の時は体内で何が燃えている？

✿ 答え

①筋肉がいっぱいついている人
②たんぱく質
③基礎代謝量
④座位安静時代謝量
⑤脂質

第52講　病気と薬

臨床栄養学

今日は、色々な病気と薬のお話をしたいと思います。これまでの復習のような内容も多くなりますが、大事なところは何度でもしっかりと勉強しましょう。国家試験では、薬と食べ物の相互作用がもっとも重要なのですが、薬の名前自体も問われる時がありますので注意してください。

◉糖尿病の代表的な薬は6つ

糖尿病の薬で覚えておきたいのは、αグルコシダーゼ阻害薬、スルホニル尿素（SU）薬、チアゾリジン薬、ビグアナイド薬、インクレチン関連薬、SGLT2阻害薬です。

αグルコシダーゼ阻害薬は食後高血糖を抑制する薬、スルホニル尿素薬はインスリンの分泌を促進する薬、チアゾリジン薬はインスリン抵抗性を改善する薬、ビグアナイド薬は糖新生を抑える薬、インクレチン関連薬は血糖値が高い時にのみインスリンの分泌を促進してくれる薬、SGLT2阻害薬は血糖をあえて尿として排出させることで血糖値を下げる薬です。

ちなみにαグルコシダーゼというのは小腸粘膜上に存在しており、デンプンの最終消化（膜消化）に関わる酵素です。この酵素を阻害するのがαグルコシダーゼ阻害薬なのですから、食後の血糖値の上昇を抑えてくれそうですよね。ちなみに、この薬は食前に飲む必要があります。

◉痛風の薬はアロプリノール、フェブキソスタットとプロベネシド

痛風の薬で覚えておきたいのは、アロプリノール、フェブキソスタットとプロベネシドです。アロプリノールとフェブキソスタットは、プリン体からの尿酸の産生を抑制する薬、プロベネシドは尿酸の排泄を促進する薬です。

ちなみに、痛風の発作で痛い時には非ステロイド系抗炎症剤やコルヒチンを用います。

◉高血圧の薬はカルシウム拮抗薬とACE阻害薬

高血圧の薬にカルシウム拮抗薬があります。国家試験では「カルシウム拮抗薬を飲んでいる時はグレープフルーツジュースを摂取してはいけない」という風に出題されます。グレープフルーツジュースは、薬物を代謝する（解毒する）酵素の働きを阻害してしまうので、薬の効果が強く出過ぎてしまうからです。もう1つ、ACE（アンギオテンシン変換酵素）阻害薬も覚えておきましょう。ACEについては、第29講を復習しておきましょう。

◉血液をサラサラにする薬はワーファリン

血液をサラサラにする薬にはワーファリンがあります。国家試験では「ワーファリンを飲んでい

る時は、納豆やブロッコリーなどのビタミンK（血液凝固を促進するビタミン）を多く含む食品の摂取を控えましょう」という風に出題されます。ちなみに、低用量アスピリンも血液をサラサラにする薬ですので、ついでに覚えておきましょう（高用量のアスピリンは痛み止めです）。

◉食欲を抑える薬はマジンドール

食欲を抑える薬は**マジンドール**です。ひどい肥満の時に使われます。

◉便秘を防ぐ薬はラクツロース

便秘を防ぐ薬に**ラクツロース**があります。ラクツロースは2糖類です。

便秘になると腸内細菌がアンモニアを産生してしまうのですが、肝硬変ではこのアンモニアを解毒できないので、便秘を防ぐためにラクツロースを投与します。

◉赤血球を産生させる薬はエリスロポエチン

骨髄に働きかけて赤血球の産生を促す薬が**エリスロポエチン**です。エリスロポエチンは腎臓から分泌されるたんぱく質です。

◉免疫を抑える薬はステロイド薬

免疫を抑える薬といえば**ステロイド薬**です。ですから、自己免疫性疾患ではステロイド薬を投与することが多いようです。

ステロイド薬の副作用は、ムーンフェイスや中心性肥満、多毛などです。クッシング症候群（副腎皮質ホルモンが過剰に分泌される病気）の症状と同じですから確認しておいてください（第26講、第28講参照）。

問題

①グレープフルーツジュースはワーファリンの効果を減弱する。○か×か？
②尿酸の産生を抑制するのはアロプリノールである。○か×か？
③スルホニル尿素薬は赤血球の産生を促進する。○か×か？
④αグルコシダーゼ阻害薬は食後に服用する。○か×か

答え

①×
②○
③×
④×

第53講　透析

臨床栄養学

腎不全などで腎臓のろ過機能が失われると、老廃物が血液中に溜まってしまいますよね。これでは困りますので、透析膜を使って腎臓のろ過機能を代行してもらうのが透析です。透析には血液透析と腹膜透析がありますので、その違いを押さえておきましょう。

◉透析が必要となる原因疾患の第１位は糖尿病性腎症

透析が必要となる原因疾患の第1位は、**糖尿病性腎症**です。糖尿病性腎症は、症状が軽い順に第1期から第5期までに分けられますが、透析が必要になるのは第5期です。

◉透析時の食事療法の基本は腎臓病食よりも何となく高エネルギー

血液透析でも腹膜透析でも、食事療法の基本はネフローゼ食とよく似ています。ネフローゼ食の1日の摂取エネルギーは35（kcal）×標準体重（kg）でしたよね。透析中の食事からの1日の摂取エネルギーは**30〜35（kcal）×標準体重（kg）**です。

◉血液透析では食塩、カリウム、水の摂取を制限する

血液透析の食事療法における特徴を挙げておきます。

まず、1日のたんぱく質の摂取は**0.9〜1.2（g）×標準体重（kg）**です。これは健康な成人とそんなに変わらない感じですね。

食塩の摂取は制限します。だいたい1日**6g**を超えないようにします。健康な成人ですと男性で8g、女性で7gを超えないようにするのですから、かなり制限していることがわかります。

腎臓が悪くなるとカリウムや水の排泄が滞ってきますので、カリウムの摂取は2000mgを超えないように、水分摂取はできるだけ少なくするんですよ。

◉腹膜透析でカリウムは制限しない

腹膜透析の食事療法における血液透析との違いは、カリウムを制限しなくても良いということです（高カリウム血症の時は制限する）。その他、エネルギー、たんぱく質、リンの摂取は、血液透析と同じです。

その他、腹膜透析自体の特徴についておさえておきましょう。

まず、腹膜透析は自分の腹膜を使って透析をするので、持続的に透析をすることができます。血液透析では1週間に3回くらい病院に通わなくてはなりませんから、腹膜透析の方が便利かもしれませんよね。また、腹膜透析は循環器への負担が少ないともいわれています。

◉透析にはデメリットもある

透析にはもちろんデメリットもあります。

まず、血液透析をしても腹膜透析をしても、腎臓の働きのすべてがまかなわれるわけではないということです。例えば、腎臓にはレニンを分泌したり、エリスロポエチンを分泌したり、ビタミンDを活性化したりする働きがありますが、これらは透析によって回復するものではありません。

また、腹膜透析には腹膜炎を起こしやすいなどのデメリットもあります。

問題

①血液透析では、1日のエネルギーの摂取を健常よりも多くする？　少なくする？

②血液透析では、1日の食塩摂取を健常よりも多くする？　少なくする？

③腹膜透析では、1日のたんぱく質の摂取を血液透析よりも多くする？　少なくする？　同じ？

④腹膜炎のリスクがあるのは、血液透析？　腹膜透析？

⑤透析が必要となる原因疾患の第1位は？

答え

①多くする

②少なくする

③同じ

④腹膜透析

⑤糖尿病性腎症

第54講 アシドーシスとアルカローシス

人体の構造と機能

今日はアシドーシスとアルカローシスのお話です。血液のpHは通常7.40に保たれていますが、これが酸性に傾いた状態をアシドーシス、アルカリ性に傾いた状態をアルカローシスといいます。酸性に傾くといってもpHは7.35くらい、アルカリ性に傾くといってもpHは7.45くらいで、本当に血液が酸性になったりアルカリ性になったりするわけではありませんよ。

◉アシドーシスやアルカローシスには呼吸性と代謝性がある

アシドーシスやアルカローシスには呼吸性と代謝性があります。呼吸性は、血液中の二酸化炭素（酸性）濃度が高くなったり低くなったりすることが原因です。一方、代謝性は血液中の酸やアルカリが増えたり失われたりすることが原因です。ちょっと抽象的でわかりにくいですよね。では、具体例を挙げて説明していきたいと思います。

◉呼吸性アルカローシスは過換気症候群で起こる

過換気症候群というのは、いわゆる過呼吸のことです。必要以上に呼吸をしてしまう状態です。酸素をいっぱい吸って、二酸化炭素をいっぱい吐き出してしまいます。すると、血液中は酸素だらけで、二酸化炭素は減ってしまうのです（二酸化炭素が減っているので、過呼吸の時には口にビニール袋をあてるんですよ）。二酸化炭素（酸性）が減っているのですから、血液はアルカリ性に傾きます。これが、過換気症候群による呼吸性アルカローシスです。

◉代謝性アルカローシスは激しいおう吐や原発性アルドステロン症で起こる

代謝性アルカローシスは激しいおう吐でも起こります。おう吐すると胃酸も一緒に出てきてしまいます。胃酸の正体は塩酸（HCl）で酸です。酸をいっぱい吐き出してしまうので、結果的に身体はアルカリに傾くんです。

また、原発性アルドステロン症でもアルカローシスになります。アルドステロンの主な役割は、腎臓の遠位尿細管からのナトリウム再吸収の促進ですが、これと同時にカリウムの排泄と酸の排泄も促進します。原発性アルドステロン症ではアルドステロンが過剰に分泌されるのですから、酸の排泄も促進し、結果としてアルカローシスになります。

◉呼吸性アシドーシスはCOPDで起こる

呼吸性アシドーシスは慢性閉塞性肺疾患（COPD）における肺気腫で起こります。肺気腫ではうまく二酸化炭素を吐き出せなくなっていますから、血液中の二酸化炭素が増えてしまいます。二酸化炭素は酸性ですから、アシドーシスです。

◉代謝性アシドーシスは1型糖尿病や飢餓で起こる

1型糖尿病で起こる代謝性アシドーシスも、**飢餓**で起こる代謝性アシドーシスも、メカニズムは同じです。

1型糖尿病では膵臓からインスリンが分泌されないため、血糖を骨格筋などに取り込んでエネルギーにすることができません。結果として、脂質からβ酸化によって沢山のアセチル-CoAを作ってエネルギーを得ることになります。飢餓状態でも食事をとっていないので糖質からエネルギーを作ることができず、結果として脂質からβ酸化によってエネルギーを得ることになります。

脂肪酸のβ酸化によってたくさんのアセチル-CoAが作られると、このアセチル-CoAからケトン体というものが産生されます（主な産生臓器は肝臓です）。ケトン体は、アセトン、アセト酢酸、β-ヒドロキシ酪酸の総称ですが、いずれにしても酸性の物質です。ケトン体が増えればアシドーシスですよね。

そして、この代謝性アシドーシスの時に起こるのが、クスマウル（大）呼吸です。異常に大きな呼吸を規則正しく継続的にすることで体内の二酸化炭素を減らして、酸性に傾いたpHを元に戻そうとするんですよ。

もう1つアシドーシスになる疾患について解説します。それは**腎不全**です。腎不全ではなぜアシドーシスが起こるのでしょうか？　腎臓の働きの1つに「酸を排泄しアルカリを再吸収する」というのがあったことを覚えていますか？　忘れてしまっていたら腎臓の働きのところ（第21講）を復習しておいてくださいね。腎不全は腎臓が働けない状態ですから、酸の排泄もアルカリの再吸収もできなくなっているんです。ということは、身体は酸性に傾きますよね。

ちなみに、**激しい下痢**でもアシドーシスになります。下痢をすると膵液の成分である重炭酸イオン（アルカリ性）が大量に排泄されるためです。

問題

①過換気症候群ではアシドーシスになる？　アルカローシスになる？
②肺気腫ではアシドーシスになる？　アルカローシスになる？
③1型糖尿病ではアシドーシスになる？　アルカローシスになる？
④激しいおう吐ではアシドーシスになる？　アルカローシスになる？
⑤激しい下痢ではアシドーシスになる？　アルカローシスになる？

答え

①アルカローシス
②アシドーシス
③アシドーシス
④アルカローシス
⑤アシドーシス

第55講 水溶性ホルモンと脂溶性ホルモン

人体の構造と機能　臨床栄養学

今日は水溶性ホルモンと脂溶性ホルモンの違いをお話します。ホルモンってどんなものだったか覚えていますか？　ホルモンというのは「ある臓器から分泌されて、血流に乗ってある場所にいって、あることをするもの」です（例外もありますが）。例えばインスリンは「膵臓から分泌されて、血流に乗って骨格筋や脂肪組織にいって、血糖を骨格筋や脂肪組織の細胞に流し込みます」よね。

◉まずは脂溶性ホルモンを覚えよう

「どのホルモンが水溶性で、どのホルモンが脂溶性なんだろう？」と混乱しないように、まずは脂溶性ホルモンを覚えてしまいましょう。

脂溶性ホルモンは大きく分けて2種類です。1つは**ステロイドホルモン**。もう1つは**甲状腺ホルモン（サイロキシン・トリヨードサイロニン）**です。

ステロイドホルモンはコレステロールから合成されるホルモンでしたよね。コレステロールは脂質ですから、ステロイドホルモンもやっぱり脂溶性なんです。ちなみにステロイドホルモンには、副腎皮質から分泌される糖質コルチコイド（コルチゾール）、ミネラルコルチコイド（アルドステロン）、そして性ホルモンである卵胞ホルモン（エストロゲン）や黄体ホルモン（プロゲステロン）、男性ホルモン（テストステロン）があります。

甲状腺から分泌される甲状腺ホルモン（サイロキシンとトリヨードサイロニン）も脂溶性ホルモンです。甲状腺ホルモンの材料はチロシンやヨウ素です。

なお、ここで脂溶性ホルモンとして説明したもの以外は、ほとんどが水溶性ホルモンだと思ってくださいね。

◉脂溶性ホルモンは細胞膜を通過して細胞内に存在する受容体に結合する

脂溶性ホルモンの特徴は、細胞膜を通過するということです。細胞膜はリン脂質の二重膜ですから、脂溶性のホルモンは通過しやすいんです。

そして、脂溶性ホルモンは核内や細胞質にある受容体（レセプターと呼ぶこともあります）に結合します。受容体というのは名前の通りホルモンが結合する場所です。ホルモンが受容体に結合することでホルモンの機能が発揮されるんですよ。

◉水溶性ホルモンは細胞膜を通過できないので細胞膜に存在する受容体に結合する

水溶性ホルモンの特徴は、細胞膜を通過できないということです。細胞膜を通過することができないので、細胞膜に存在する受容体に結合します。

ただ、ホルモンが細胞膜に存在する受容体に結合しても、その情報を細胞内に伝えないと細胞は反応することができません。そこで、「ホルモンが受容体に結合したよー」という情報を細胞内に伝える伝達役が必要です。この伝達役として活躍するのが、**カルシウムイオン**や**cAMP（サイクリックAMP）**や**ジアシルグリセロール**です。これらカルシウムやcAMPのことを**セカンドメッセンジャー**といいます。

ちなみに、cAMPはATPからアデニル酸シクラーゼという酵素によって合成されるんですよ。

脂溶性ホルモン：受容体は核や細胞質に存在

- ステロイドホルモン（コルチゾール、アルドステロンなど）
- 甲状腺ホルモン（サイロキシン、トリヨードサイロニン）

水溶性ホルモン：受容体は細胞膜に存在

- アドレナリン
- インスリン　など

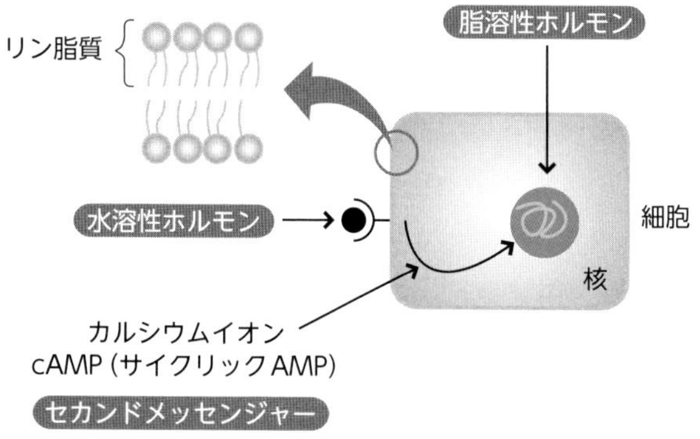

問題

①サイロキシンは水溶性ホルモン？　脂溶性ホルモン？

②アドレナリンは水溶性ホルモン？　脂溶性ホルモン？

③ステロイドホルモンの受容体は細胞膜に存在する？　細胞内に存在する？

④セカンドメッセンジャーとして活躍するものを3つ挙げましょう。

答え

①脂溶性ホルモン

②水溶性ホルモン

③細胞内

④カルシウムイオン、cAMP、ジアシルグリセロール

第56講 活動電位

人体の構造と機能

今日は活動電位のお話をします。活動電位が発生しているということは細胞が興奮しているということです。活動電位が発生するために必要なイオンはナトリウムイオンです。ちなみに、ATPが合成される時に必要なイオンは水素イオンでしたよね。どっちがどっちなのか混乱しやすいので、しっかりと頭の中を整理しておきましょう。

◉落ち着いている細胞は、細胞内にカリウムが多く、細胞外にナトリウムが多い

落ち着いている細胞は、細胞内に**カリウムイオン**が多いのが特徴です。細胞の中にカリウムイオンが多いので、中リウム→ナカリウムと覚えましょう。

この、細胞が落ち着いている状態を「静止膜電位を保っている」というんです。そして、細胞内の静止膜電位はマイナス（－70mVくらい）になっています。なぜでしょうか？　それは、細胞内にたっぷりあるカリウムイオン（K^+）が、いつもジワジワと細胞外に拡散しているからです。＋のカリウムイオンがいつも細胞の外に移動していっているので、細胞の中はマイナスになるんですよ。

ちなみに、カリウムイオンがジワジワと外へ移動していく扉のことをカリウムチャネルといいます。チャネルといわれたら、扉だと思ってください。

◉細胞内にナトリウムが流れ込むと細胞は興奮する（活動電位の発生）

落ち着いている細胞、すなわち細胞内がマイナスに保たれている細胞に、何かのきっかけで**ナトリウムイオン（Na^+）**が流れ込むと細胞は興奮します。マイナスに保たれている細胞内にプラスのナトリウムイオンが流れ込むのですから、細胞内はマイナスから一気にプラスにまで変化します。これを脱分極といいます。

ちなみに、ナトリウムイオンが細胞内に入ってくる扉のことをナトリウムチャネルといいます。

◉細胞内が興奮しっぱなしでは困りますよね？

脱分極して活動電位が発生している状態がずっと続いたら困りますよね。細胞の中にはカリウムイオンが多くて、細胞の外にはナトリウムイオンが多いのが普通なのですから、元に戻したいのです。

そこで、細胞の中に入っているナトリウムイオンを外に出して、細胞の外にあるカリウムイオンを中に入れる必要があります。この働きをしてくれるのが細胞膜に存在している**ナトリウムカリウムATPアーゼ**です。ナトリウムカリウムATPアーゼという難しい名前がついていますが、エネルギー（ATP）を使って、細胞内のナトリウムを細胞外に出すと同時に、細胞外のカリウムを細胞内に入れてくれるポンプなんですよ。

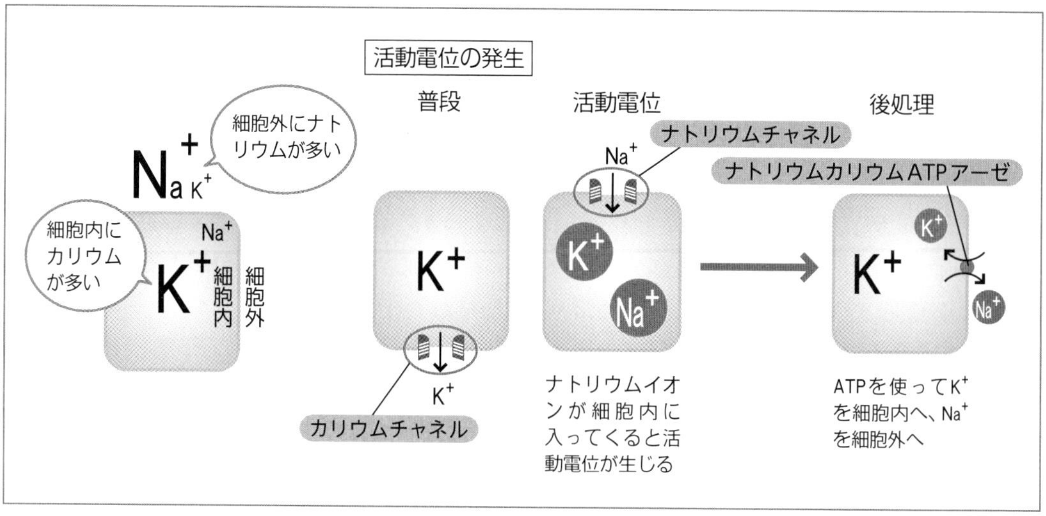

ちょっとイメージしにくいお話だったかもしれませんが、けっこう頻繁に国家試験に出題されています。まずは、確認問題がしっかり解けるか試してみてください。

問題

①通常、細胞内に多いイオンはカリウムイオン？　ナトリウムイオン？

②活動電位が発生する時細胞内に流入するイオンは？

③ATPを使ってナトリウムイオンを細胞外に移動し、カリウムイオンを細胞内に移動するポンプは細胞のどこに存在する？

答え

①カリウムイオン

②ナトリウムイオン

③細胞膜

第57講 免疫のメカニズム

人体の構造と機能

今日は免疫について勉強しましょう。免疫というのは簡単にいえば、体内に変なもの（病原体）が侵入してきた時に、それをやっつけようとする働きのことです。ここでのポイントは、「好中球は何々だ！」と丸暗記することではなく、体内に変なものが入ってきた時に、免疫系がどんな順番でどんな風に働くのかを流れで理解しておくことですよ。

◉最初に駆けつけるのは味のわからないちょっとお馬鹿な好中球

体内に病原体が入ってきた時に、真っ先に現場に駆けつけるのは**好中球**です。とにかく病原体をばくばく食べます（貪食するといいます）。

ただ、好中球はちょっとお馬鹿で、味がわからないんです。何を食べているのかわからないんです。とにかく食べることしかできませんので、好中球だけに任せておくのは、ちょっとだけ不安が残ります。

◉味のわかるちょっといなせなマクロファージ

好中球を案じて、その後現場に駆けつけてくれるのが**マクロファージ**です。マクロファージは味のわかる、ちょっとイナセなやつです。

マクロファージも好中球と同様に病原体をばくばく食べますが、味がわかるマクロファージは「今食べているのは○○だぜ！」と周りに知らせることができます（抗原提示といいます）。

ちなみに、マクロファージというのは単球が血管外へ出た時の名前です。血管内では単球と呼ばれているものが、血管外に出るとマクロファージと呼ばれるようになるんですよ。

◉マクロファージの情報を受け取るヘルパーT細胞

味がわかるマクロファージが「今食べているのは○○だぜ！」と周りに知らせると、**ヘルパーT細胞**がこの情報を受け取ります。ヘルパーT細胞は頭が良いので、病原体をやっつけるにはどうしたら良いのかを判断します。そして「抗体を作ってやっつけよう！（液性免疫）」とか「いや、抗体を作るよりも直接やっつけた方が良さそうだ（細胞性免疫）」とかいう指令を出すんです。

◉抗体を作って病原体をやっつける液性免疫

頭の良いヘルパーT細胞によって「抗体を作った方が良い」という指令が出されると、B細胞が形質細胞というものに変化して抗体（免疫グロブリン：Ig何とか）を放出します。この抗体が細菌やウイルスをやっつけるのが**液性免疫**です。

免疫グロブリンについては、明日の講義でもう少し詳しくお話しますね。

◉キラーT細胞が病原体をやっつける細胞性免疫

頭の良いヘルパーT細胞によって「病原体を直接やっつけてしまおう」という指令が出されると出動するのが、**キラーT細胞**です。キラーT細胞はウイルスなどの近くにいって、直接ウイルスをやっつけます。

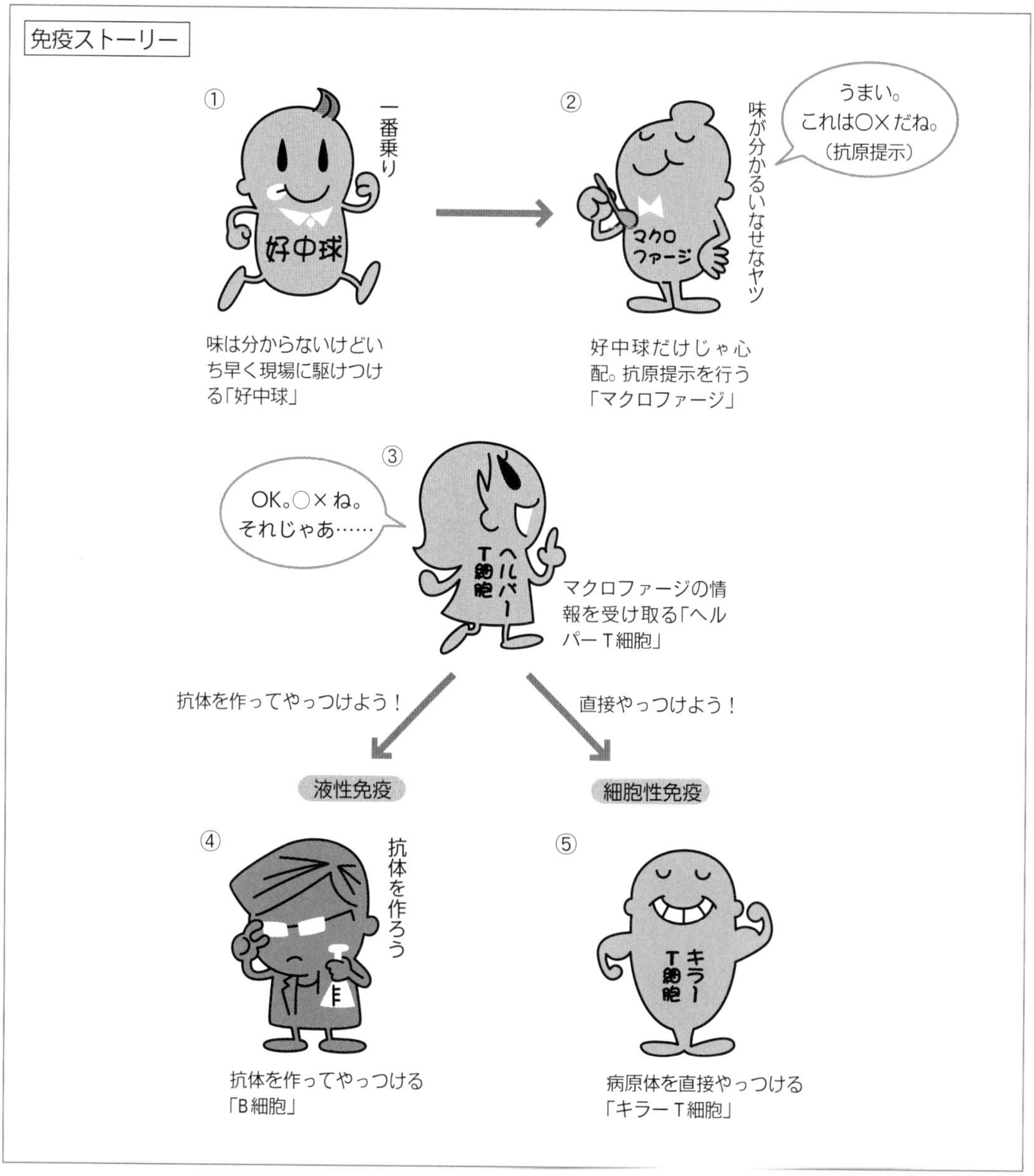

免疫にはストーリーがありますので、このストーリーを思い浮かべながら勉強することが忘れない秘訣です。

問題

①抗原提示をするのは？

②抗体を産生して病原体に対抗するのは細胞性免疫？　液性免疫？

答え

①マクロファージ

②液性免疫

コラム③　模試はどんな風に受けたらいいのでしょうか？

模試ってたくさんありますよね。では模試ってどんな風に受けたら良いのでしょうか？　私は、模試はあくまでも「勉強の進み具合をチェックするもの」だと考えます。ですから、好みにもよりますが（？）本番までに数回（3～5回）受ければ充分です。

「模試で出た問題文をすべて完璧に解説できるまで勉強しよう！」という考え方もあります。しかし、模試の問題を完璧にする前に、過去問を完璧にする方が得策です。そして、ブツブツ言いながら、過去問をしっかりと解説できるようにしましょう。「なぜこんなに過去問にこだわるのか？」といえば、過去問は考え抜かれた問題だからです。模試が考えられていないのではなく、過去問がものすごく考え抜かれているんです。ですから、過去問からは問題の意図がプンプンにおってきます。

「1度出た問題なんて2度出ないでしょ～」なんて声が聞こえてきそうですが、そんなことありません。大切なところは繰り返し出題されています。管理栄養士に必要な知識が毎年変わるわけがないのですから、同じような問題が出題されるのは当たり前なんですね。

というわけで、模試の復習も大切ですが、過去問をしっかりやる！　これに尽きると思います。

第58講 免疫とアレルギー

人体の構造と機能　臨床栄養学

今日のテーマは免疫とアレルギーについてです。主に免疫グロブリンのお話になります。免疫グロブリンというのは「Ig何とか」です。例えば、花粉症の時に高くなるといわれているIgEなどが有名ですよね。

◉病原体に感染して最初に作られる免疫グロブリンはIgM

病原体に感染して最初に作られるのが**IgM**です。まず、最初に出る。Mazu初めに出るIg何とかですから、IgMと覚えてください。

IgMの性質は「そんなに強くないけど大きい」ということです。免疫グロブリンの構造が「Y」みたいな形で表されているのをみたことがあるかもしれませんが、IgMはこの「Y」が5個もついた5量体です。「Y」が病原体をやっつける手みたいなものだとイメージしてください。IgMは最初に出るので、多少弱くても病原体をやっつける手をたくさん持っている方が良いんですね。

◉IgMに続いて作られるのが小さいけど強いIgG

大きいけれどそんなに強くないIgMに引き続いて作られるのが、小さいけど強い**IgG**です。

このIgGには、もう1つ大切な性質があります。それは、IgGは小さいので胎盤を通過することができるということです。これも国家試験でよく出題されるので覚えておきましょう。

ちなみに、IgGは免疫グロブリンの中でもっとも血中濃度が高いんですよ。

◉IgEはⅠ型アレルギー（即時型アレルギー）に関係している

IgEが肥満細胞に結合すると（肥満細胞はIgE受容体を持っています）、肥満細胞からヒスタミンが放出されて**Ⅰ型アレルギー**になります。

Ⅰ型アレルギーというのはアナフィラキシー型（即時型）のアレルギーのことで、例えば、花粉症や食物アレルギーなどがⅠ型アレルギーに分類されています。花粉症の人の鼻に花粉が入ったら、すぐに鼻水が出てきますよね。2〜3日後に鼻水が出てくるわけがありませんから即時型です。この即時型アレルギーが極めて激しく起こることをアナフィラキシーショックといい、気道の閉塞など全身症状が起こりますので危険です。

よく勘違いされるのですが、肥満細胞は自分がパンパンに膨れている細胞のことで（細胞の中にはヒスタミンなどが詰まっています）、脂肪細胞ではありませんので、間違えないようにしてください。

ちなみにIgEは免疫グロブリンの中でもっとも血中濃度が低いんですよ。

◉IgAには血清型と分泌型がある

IgAには**血清型**と**分泌型**があります。

血清型というのは、IgMやIgG、IgEなどと同様に血液中に存在する免疫グロブリンのことです。そして、分泌型というのは、母乳や唾液、腸管分泌液中に含まれる免疫グロブリンのことです。母乳中にはIgAがたくさん含まれている、というのも大切ですよ。

ちなみに、IgAが腎臓の糸球体のメサンギウムに沈着することで起きる糸球体腎炎のことをIgA腎症といいます。日本では、腎炎の中では、IgA腎症が多いんです。

◉細胞性免疫が関与しているⅣ型アレルギー（遅延型）

最後に**Ⅳ型アレルギー**について勉強しましょう。Ⅳ型アレルギーにはキラーT細胞が関与しています。Ⅰ型アレルギーは免疫グロブリンが関与した液性免疫でしたが、Ⅳ型アレルギーはキラーT細胞が関与した細胞性免疫なんですね。ツベルクリン反応（2007年に廃止になりました）や金属アレルギーなどがⅣ型アレルギーに分類されます。

問題

①即時型アレルギーに関与する免疫グロブリンは？
②母乳中に分泌される免疫グロブリンは？
③花粉症に関わる免疫グロブリンは？
④病原体に感染後、最初に活躍する分子量が大きい免疫グロブリンは？
⑤食物アレルギーは何型アレルギー？

答え

①IgE
②IgA
③IgE
④IgM
⑤Ⅰ型アレルギー

第59講 核酸とその代謝

人体の構造と機能

今日は核酸のお話です。「核酸!?　DNAとかRNAでしょ!?　もうダメ。無理！」という感じで、核酸アレルギー（Ⅰ型アレルギー!?）をお持ちの方もいらっしゃると思います。でも大丈夫です。核酸の分野はそんなに覚えるところがないんです。さらに、覚えてしまえばちゃんと得点に結びつきますから、安心して勉強してください。

◉今日勉強するのは4つ

今日勉強するのは、以下の4つです。

①DNAとRNAの形
②DNAからどうやってたんぱく質ができるのか？
③ヌクレオチドはどうやって合成されるのか？
④ヌクレオチドはどうやって分解されるのか？

では、順番に解説していきたいと思います。

◉DNAの一部にはたんぱく質を作るための設計図が書かれている

本題に入る前に**DNA**や**RNA**について簡単に解説します。

まずはDNAからです。DNAは細胞の核の中にしまわれています。そして、DNAの一部には、たんぱく質を作るための設計図が書かれています。このたんぱく質を作る設計図のことを遺伝子というんですよ。

RNAには色々な種類があるので、とりあえず今は、RNAという言葉だけでも頭に入れておいてください。

◉DNAもRNAも基本単位はヌクレオチド

DNAは、ハシゴをねじったような二重らせん構造をしています。一方、RNAは、色々な形のものがあるのですが、少なくとも二重らせん構造ではありません。

そして、DNAもRNAも基本単位は、**ヌクレオチド**というものです。

DNAを例に挙げてみます。ヌクレオチドがつながったものがハシゴの両サイドの棒の部分ですよ。そしてヌクレオチドは、「リン酸」「炭素が5個の五炭糖」「塩基」から成ります。

この「五炭糖」、DNAでは**デオキシリボース**、RNAでは**リボース**です。DNAのDはデオキシリボースの頭文字のDですから、覚えやすいですよね。

「塩基」は、DNAもRNAも4種類あります。DNAは、アデニン（A）とチミン（T）、グアニン（G）とシトシン（C）。RNAは、アデニン（A）とウラシル（U）、グアニン（G）とシトシン（C）です。

DNAではAとT、GとCが、**相補的塩基対**を構成します。相補的塩基対というのは簡単にいえば、ハシゴの足をかける部分です。ちなみにこの相補的塩基対は水素結合で成り立っています。

もう1つ大切なことがあります。それは、DNAでは、AとGが**プリン塩基**（銀Agプリンと覚える）、TとCが**ピリミジン塩基**ということです。ちなみに、RNAのウラシルはピリミジン塩基ですよ。

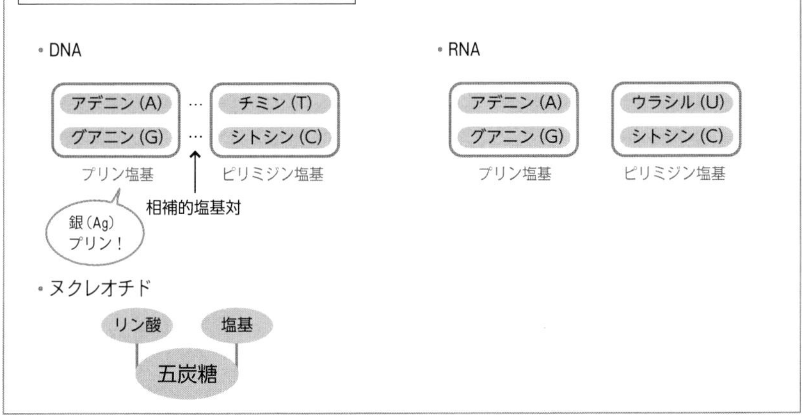

DNA、RNAが持つ塩基……それぞれ4種類

◉DNAからは転写→翻訳の順でたんぱく質が作られる

核の中にあるDNAにたんぱく質の設計図が書き込まれていますので、たんぱく質を作ろうと思ったら、この設計図を読みとる必要があります。

しかし、DNAは大切なものなので、核の中から出ることができません。そこで、mRNA（メッセンジャーRNA）というものにたんぱく質の設計図をコピーします。これを「転写」といいます。

そして、たんぱく質の設計図がコピーされたmRNAなのですが、実はこのコピー、たんぱく質の設計図とは関係ない部分までコピーされているんです。料理のレシピをコピーしたら、となりのページの醤油の広告までコピーされてしまった感じです。

mRNA上にたんぱく質の設計図と関係ない部分があっても困るので、この部分を消す作業が行われます。この作業を「スプライシング」といいます。そして、この時、消されてしまう部分を「イントロン」、残る部分を「エキソン」といいます。いらない部分が「イントロン」（「いらんトロン」と覚える）ですよ。

そして、エキソン（この部分にたんぱく質の設計図が書き込まれている）だけになったmRNAは**リボソーム**というところにいきます。このリボソームでたんぱく質が合成されます。mRNAの3つの塩基（コドンといいます）に応じて、アミノ酸が決まります。このアミノ酸はtRNA（トランスファーRNA）という運び屋さんによって運ばれてきます。mRNAのコドンに対して、tRNAの3つの塩基をアンチコドンといいます。このあたりが、よく国家試験に出るところですね。

◉プリンヌクレオチドの前駆体はイノシン酸、ピリミジンヌクレオチドの前駆体はオロト酸

まずはプリンヌクレオチド（AとG）のde novo合成から解説します。de novo合成というのは、新しく作るという意味です。材料を1つずつ買ってきて、回鍋肉を作る感じです。

試験でよく問われるのは、「プリンヌクレオチドの前駆体は何か？」です。答えは「**イノシン酸**」です。プリンを食べているイノシシを思い浮かべながら覚えてくださいね。

次にピリミジン塩基（TとC）の合成。ピリミジンヌクレオチドの前駆体は「**オロト酸**」です。

そして、もう1つ大切なことがあります。それは、プリンヌクレオチドにのみ**サルベージ合成系**があるのです。サルベージ合成系というのは、その辺に落ちている、ある程度できあがった材料を再利用して合成する経路のことです。「野菜と混ぜるだけで本格中華がっ！」のようなものを使って回鍋肉を作る感じです。

◉プリンヌクレオチドの代謝産物は尿酸、ピリミジンヌクレオチドの代謝産物は尿素

プリンヌクレオチドは、キサンチンを経て、**尿酸**になります。ですから、プリンヌクレオチドをたくさん食べると高尿酸血症になり、痛風や尿路結石のリスクが高まるといわれています（第36講参照）。

ピリミジンヌクレオチドは、アンモニアを経て、**尿素**になります。アンモニアは肝臓（一部腎臓）に存在する尿素回路で、尿素に変えられるんでしたよね（第17講参照）。

ちなみに、プリンヌクレオチドというのはプリン塩基がついたヌクレオチド、ピリミジンヌクレオチドというのはピリミジン塩基がついたヌクレオチドのことですよ。

問題

①DNAを構成する糖はリボースである。○か×か？
②イントロンにはたんぱく質の設計図が記されている。○か×か？
③たんぱく質はリボソームで合成される。○か×か？
④サルベージ合成系が存在するのは、ピリミジンヌクレオチドである。○か×か？
⑤ピリミジンヌクレオチドの代謝産物は尿酸である。○か×か？

答え

①×
②×
③○
④×
⑤×

第4章

栄養バランスや給食のこと栄養指導のことを勉強しよう

ここでは、給食施設に関する様々な決まりや運営方法、健康指導に関する技法や評価方法について学んでいきます。ここまで学んできた内容とはちょっと毛色が変わってきますが、管理栄養士として働くには、これらも大切なことなんです。自分が設備の管理者や指導員になったつもりで、イメージしながら学習すると覚えやすいでしょう。

第60講　食事摂取基準①
第61講　食事摂取基準②
第62講　特定給食施設
第63講　給食のシステム
第64講　大量調理施設衛生管理マニュアル
第65講　食中毒①
第66講　食中毒②
第67講　感染症
第68講　行動変容
第69講　学習形態
第70講　栄養教育における色々な評価

第60講 食事摂取基準①

社会・環境と健康　公衆栄養学　給食経営管理論　応用栄養学　栄養教育論　食べ物と健康

第4章は食事摂取基準から始めたいと思います。今日お話するのは、食事摂取基準の指標についてです。推定エネルギー必要量とか、推定平均必要量、推奨量、目安量、耐容上限量、目標量という言葉を聞いたことがありますか？　この6個の指標について解説します。

◉栄養素の摂取基準は5種類、エネルギーの摂取基準は1種類

エネルギーの摂取基準は「推定エネルギー必要量」の1種類、栄養素の摂取基準は「推定平均必要量」「推奨量」「目安量」「耐容上限量」「目標値」の5種類です。これらの基準は「健康な人」を対象とした基準ですよ。

◉推定平均必要量は50％の人が必要量を満たす摂取量

推定平均必要量は、ある集団に属する50％の人が必要量を満たすと推定される1日の摂取量のことです。「平均」というくらいですから半分（50％）の人が必要量を満たすのかな、と考えると覚えやすいかもしれませんね。

◉推奨量は97～98％の人が必要量を満たす摂取量

推奨量とは、ある集団の97～98％の人が必要量を満たすと推定される1日の摂取量のことです。集団を対象とする場合の評価には推奨量を用いることができません。ビタミンの推奨量には調理損失が考慮されていないこともあわせて覚えておきましょう。

◉目安量は充分な科学的根拠が得られない場合の量

目安量は、推定平均必要量や推奨量を算定するのに十分な科学的根拠が得られない場合に目安として算定された値で、ある集団に属する人が、ある一定の栄養状態を維持するのに十分だと考えられる量です。推奨量と同じく、ビタミンの目安量には調理損失が考慮されていませんよ。

◉耐容上限量は過剰摂取によって生じる健康障害を予防する値

耐容上限量は名前の通り（国家試験では名前からある程度想像することも大切です）、過剰摂取によって生じる健康障害を予防する観点から設定されている値です。例えば、成人におけるカルシウムの耐容上限量は1日2500mgです。

◉目標量は生活習慣病の一次予防を目的として設定されている値

目標量は、生活習慣病の一次予防を目的として設定されている値です。これも名前から何となく想像できますね？

◉推定エネルギー必要量はエネルギー出納が0になる可能性がもっとも高い摂取量

推定エネルギー必要量というのは、エネルギー出納が0になる可能性がもっとも高くなると推定される1日あたりのエネルギー摂取量のことです。エネルギー出納が0になるというのは、エネルギーの摂取量と消費量が同じという意味で、太りも痩せもしないということです。推定エネルギー必要量は、「基礎代謝量×身体活動レベル」によって求められます。ちなみに、小児だったら、この値にエネルギー蓄積量（身体を大きくするために必要なエネルギー量）を足すことで、妊婦さんだったら、この値にエネルギー付加量（赤ちゃんの分のエネルギー量）を足すことで、推定エネルギー必要量が求められます。

ちなみに、身体活動レベルは、「1日あたりの総エネルギー消費量／1日あたりの基礎代謝量」で表されます。忘れてしまっていたら、第51講を復習してみてくださいね。

✿ 問題

①推定エネルギー必要量を求める式は？
②集団における97～98%が必要量を満たしていると推定される1日の必要量は？
③生活習慣病の一次予防を目的として設定されている値は？

✿ 答え

①基礎代謝量×身体活動レベル
②推奨量
③目標量

第61講 食事摂取基準②

社会・環境と健康　公衆栄養学　給食経営管理論　応用栄養学　栄養教育論　食べ物と健康

昨日に引き続き、食事摂取基準について勉強しましょう。実は、第41講でお話した「これくらいの量の栄養素を摂取すると良いですよ」というお話は、すべて食事摂取基準によるものなんです。ですから、今日は復習のような感じになります。しかし、ここでピックアップしたところは、特によく出題されるところですから、しっかり勉強してくださいね。なお、ここで示す値はすべて成人のものですよ。

◉食物繊維の目標量は男性で1日20g、女性で18g以上

食物繊維の目標量は、男性で1日20g以上、女性で18g以上です。目標量とは、生活習慣病の予防のために必要だと考えられる量ですよね。

◉たんぱく質の推奨量は、男性で1日60g、女性で50g

たんぱく質の推奨量は男性1日で60g、女性で50gです。推奨量とは、ある集団の97～98%の人が必要量を満たすと推定される1日の摂取量のことですよ。

◉脂質の摂取比率（全摂取エネルギー中）の目標量は30%以下

脂質からのエネルギー摂取比率の目標量は、30%を超えないように、という感じです。ちなみに男女差はありませんよ。

◉炭水化物の摂取比率（全摂取エネルギー中）の目標量は50～65%

炭水化物からのエネルギー摂取の目標量は、全エネルギー摂取の50～65%程度を目指しましょう。

◉食塩の目標量は、男性で1日7.5g、女性で6.5g以下

ナトリウムの過剰摂取は高血圧の原因になりますので、男性では1日7.5g、女性では1日6.5gを超えないようにします。

ちなみに、ナトリウムの量を食塩に換算するためには、ナトリウムの量に2.54をかけます。ということは、食塩の量をナトリウムに換算するためには、食塩の量を2.54で割ればいいんですよ。

◉カリウムの目標量は、男女とも1日だいたい3000mg以上

カリウムの目標量は、男性で1日3000mg以上、女性で2600mg以上です。ちなみに、生活習慣病（高血圧）の予防のためには1日3500mg以上の摂取が勧められています。

◉鉄の推奨量は1日だいたい7.0mg以上

鉄の推奨量は、成人男性で、1日だいたい7.0〜7.5mgです。女性はこれより少ないのですが、月経がある場合には1日8.5〜10.5mgです。鉄の推奨量は、年齢によって非常に異なっており、思春期あたりでは、男性で11.5mg、女性（月経あり）で14mgになります。思春期だったり、月経だったり、必要に応じて増えるのが、鉄の推奨量なんですよ。

◉カルシウムの推奨量は、男性で700mg以上、女性で650mg以上

カルシウムの推奨量は、男性でだいたい1日700mg以上、女性でだいたい650mg以上です。ちなみに、耐容上限量は2500mgです。カルシウムの推奨量も思春期では高く、男性で1000mg、女性で800mgです。

◉コレステロールの目標量は定められていない

コレステロールの目標量は、定められていません。間違えないようにしましょう。

◉推定エネルギー必要量は男性で2600kcalくらい、女性で2100kcalくらい

推定エネルギー必要量は、運動量が普通（身体活動レベルⅡ）の男性で2600kcal、女性で2100kcalくらいです。身体活動レベルⅡというのは普通に運動している人ですから、例えば、普通に運動している男性が1日2600kcal摂取したら、太りもしないし痩せもしない確率が高いってことです。

問題

①炭水化物（%）の目標量には、年齢差がある。○か×か？
②脂質（%）の目標量には、男女差がある。○か×か？
③高血圧予防のために、カリウムの摂取は1日3500mg以下に抑える。○か×か？
④月経があると鉄の推奨量は、高くなる。○か×か？
⑤思春期におけるカルシウムの推奨量は、成人よりも高い。○か×か？

答え

①×
②×
③×
④○
⑤○

第62講 特定給食施設

給食経営管理論

今日は健康増進法に規定されている特定給食施設についてのお話です。管理栄養士を置かなくてはならない給食施設の基準を覚えることがメインです。また給食経営管理における4Pについてもお話します。

◉特定給食施設は継続的に1回100食以上または1日で250食以上の食事を提供する給食施設

特定給食施設（たくさんの人が毎日のように給食を食べる施設です）は健康増進法という法律に規定されています。継続的に1回100食以上または1日で250食以上の食事を提供する給食施設のことです。

ちなみに、特定給食施設は都道府県知事が指定します。

◉管理栄養士必置規定があるのは医学的な管理が必要な施設と、特別な栄養管理が必要な施設

管理栄養士の必置規定は非常に重要な部分です。医学的な管理が必要な施設と、特別な栄養管理が必要な施設についておさえておきましょう。

医学的管理が必要な施設というのは、病院や介護老人保健施設のことです。1回300食以上または1日で750食以上を提供する施設には管理栄養士を置かなくてはなりません。

特別な栄養管理が必要な施設というのは、事業所や自衛隊、介護老人福祉施設です。1回500食以上または1日で1500食以上を提供する施設には管理栄養士を置かなくてはなりません。

ここで注意すべきは、介護老人保健施設は医学的管理が必要な施設、介護老人福祉施設は特別な栄養管理が必要な施設、というところです。名前が似ているので間違えないようにしましょう。

特定給食施設

継続的に1回100食以上、または1日250食以上の食事を提供する施設

管理栄養士の必置規定のある特定給食施設

医学的管理が必要な施設

1回300食以上または1日750食以上　病院、介護老人保健施設など

特別な栄養管理が必要な施設

1回500食以上または1日1500食以上　事業所、介護老人福祉施設、自衛隊など

◉マーケティングの4PはProduct、Price、Place、Promotion

マーケティングというのは市場創造のことです。「どうやったら給食が売れるのか？」もっとざっくりいえば「どうやったら儲かるのか？」を考える上で必要なのがマーケティングです。

マーケティングの4PはProduct（商品）、Price（価格）、Place（場所）、Promotion（プロモーション）です。もう少し詳しく説明しますね。

Productというのは商品、給食でいえば食事そのもののことですね。「どんな食事を提供するのか？」「どんな盛り付けをするのか？」がProductです。

Priceはその名の通り価格、「商品をいくらで販売するのか？」ということです。

Placeは場所という意味ですが、販路（「どこで売るのか？」「どのように売るのか？」）ということを意味しています。

Promotionは、広告宣伝のことです。

マーケティングの4P

- Product（商品）
- Place（場所）
- Price（価格）
- Promotion（プロモーション、広告）

◉学校給食の基準

学校給食の基準について覚えていますか。もし「何それ!?」となってしまっていたら、第47講の139ページを復習しておいてくださいね。

問題

①特定給食施設を指定するのは誰？

②1回300食、1日750食以上を提供する給食施設で管理栄養士必置義務があるのは、介護老人保健施設？　介護老人福祉施設？

③マーケティングの4Pとは？

答え

①都道府県知事

②介護老人保健施設

③Product、Price、Place、Promotion

第63講 給食のシステム

給食経営管理論

給食のシステムということで、給食の提供方法（コンベンショナルシステムなど）と契約方法（随意契約方式など）についてまとめてみます。給食経営管理論は、自分が給食施設を任されたような気持ちになってイメージしながら勉強すると良いですよ。

◉提供方法はコンベンショナルシステム、レディフードシステム、カミサリーシステム、アッセンブリーシステムの4つ

今日覚える提供方法は、コンベンショナルシステム、レディフードシステム、カミサリーシステム（セントラルキッチンシステム）、アッセンブリーシステムの4つです。では、それぞれについて少し詳しく説明します。

コンベンショナルシステムは、喫食の時間に合わせてその場で給食を作る給食のシステムです。作る場所と提供する場所が同じなんです。事業所の中にある給食施設で調理をして、その場で提供するような方式をイメージしてください。ちなみに、このように、その場で調理して（Cook：クック）すぐに提供（serve：サーブ）する調理システムのことを、クックサーブシステムといいます。

レディフードシステムというのは、クックチル（調理してすぐに冷却した料理をチルドの状態で保管しておくこと）やクックフリーズ（調理してすぐに冷却した料理を冷凍の状態で保管しておくこと）、真空調理によって調理された料理を、給食の時間に合わせて再加熱して提供する方式です。調理する日と提供する日が異なっているのが特徴です。

カミサリーシステムは別名セントラルキッチンシステムといいます。学校給食センターなどの施設でまとめて作った給食を、保管・配送して提供するシステムです。まとめてたくさんの材料を購入できたりするので、費用の面でも手間の面でも合理的ですね。

アッセンブリーシステムは、できあがった料理を購入して、再度加熱して提供する方法です。ファミリーレストランなどが、このシステムを利用しています。

給食システム	ポイント	調理システム
コンベンショナルシステム	喫食時間に合わせて調理 作る場所と提供場所が同じ	クックサーブシステム
レディーフードシステム	事前に作っておいて、再加熱して提供 （調理する日と提供する日が違う）	クックチル クックフリーズ 真空調理
カミサリーシステム （セントラルキッチンシステム）	まとめて食材を購入、調理、保管して、配送する （学校給食センターなど）	
アッセンブリーシステム	できあがった料理を購入して、再加熱して提供 （ファミリーレストランなど）	

◉契約方法は随意契約方式、指名（または一般）競争入札方式、単価契約方式、相見積もり方式の4つ

随意契約方式、指名（または一般）競争入札方式、単価契約方式、相見積もり方式の4つを覚えておきましょう。

随意契約方式というのは、購入業者を決めず、その時々の状況に合わせて契約業者を決定する契約方式です。野菜や魚など価格変動が大きい食材の購入に使われます。

指名（または一般）競争入札方式は、複数の業者が決まった日時に入札し、もっとも条件の良い業者に決定する契約方式です。業者を決めてしまうので、変動価格が小さく使用量の多い食材に適用されます。

相見積もり方式は、複数の業者の見積書を比較して、お得な価格の業者と契約を結ぶ方式です。

単価契約方式は、品目別に単価を決めておく契約方式です。この単価は、指名入札方式や相見積もり方式により決定します。

問題

①喫食の時間に合わせてその場で給食を作る給食のシステムは？

②レディフードシステムで用いられる調理システムを3つ挙げてください。

③価格変動の大きい食材の購入に適している契約方式は？

答え

①コンベンショナルシステム

②クックチル、クックフリーズ、真空調理

③随意契約方式

第64講 大量調理施設衛生管理マニュアル

給食経営管理論

大量調理施設衛生管理マニュアルは、給食を安全に提供するために存在します。ここでは、どのような施設で、どのように保存をした食材を、どのように調理をするのかについて勉強しましょう。ちなみに、大量調理施設衛生管理マニュアルが適用になるのは、1回300食以上または1日750食以上を提供する施設です。

◉適用になるのは1回300食以上または1日750食以上を提供する施設

大量調理施設衛生管理マニュアルが適用になるのは、1回300食以上または1日750食以上を提供する施設です。衛生管理マニュアルですから、衛生的にするためのマニュアルです。温度や湿度は高くなり過ぎないように（25℃以下、80％以下）、作業は床面から60cm以上で行う（食缶に入っている場合は床面から30cm以上）などなど決まりがあるんですよ。

◉食材により保存温度が決まっている

大量調理施設衛生管理マニュアルで決まっている、食材の保存温度について押さえておきましょう。

- **食肉・牛乳**：10℃以下
- **野菜・果物**：10℃前後
- **魚介類**：5℃以下
- **冷凍するもの**：マイナス15℃以下

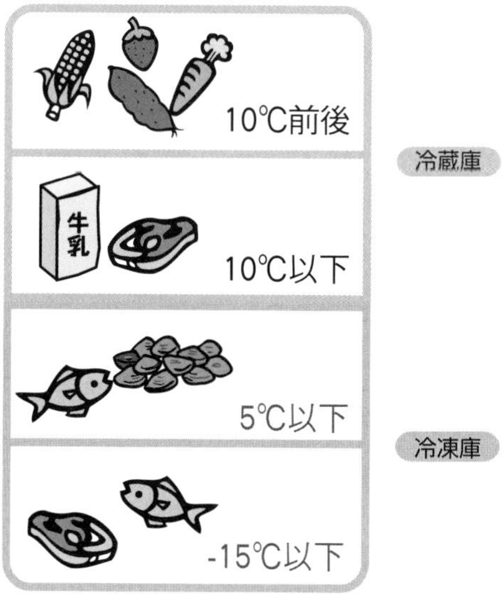

また、卵系は以下の通りです。

- **殻つき卵**：10℃以下
- **液卵**：8℃以下
- **凍結卵**：マイナス18℃以下
- **乾燥卵**：室温

覚えられましたか？

食材がスーパーのどこに並んでいるかや、自宅の冷蔵庫の温度（冷凍室－18℃、冷蔵庫4℃、野菜室4～7℃）などを思い浮かべながら、上手に覚えてしまいましょう。

◉調理の温度や時間も決まっている

大量調理施設衛生管理マニュアルでは、加熱調理の方法についても決まっています。

普通の食材の加熱調理は、**中心温度75℃、1分以上**です。一般的な食中毒の原因となる細菌を死滅させるためには75℃、1分以上の加熱が必要なんです。

ノロウイルスの危険がある食材（二枚貝）が含まれている場合には**85〜90℃、90秒以上**の加熱を行います。

加熱後冷却を行う場合は、**30分以内に20℃**以下、**60分以内に10℃**以下にまで冷却する必要があります。できるだけ早く冷却して菌が繁殖するのを防ぐためです。

配膳は、温かいものは温かく、冷たいものは冷たく、というのが基本です。温かいものは**65℃**以上で、冷たいものは**10℃**以下で保存して配膳しましょう。

加熱調理

普通　中心温度75℃、1分以上加熱

二枚貝などノロウィルスのおそれ　中心温度85〜90℃、90秒以上加熱

加熱後冷却

30分以内に20℃以下にまで冷却（または60分以内に10℃以下）

配膳

温かいもの　65℃以上

冷たいもの　10℃以下

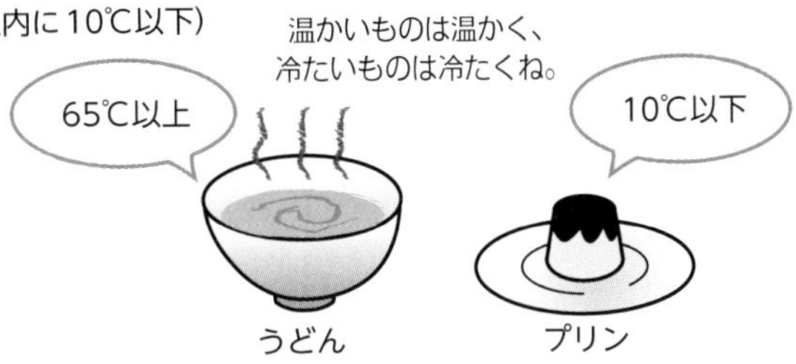

✿ 問題

①大量調理施設衛生管理マニュアルが適用となる施設はどのような施設？

②殻つき卵の保存温度は？

③ノロウイルスの危険がある食品の加熱温度と時間は？

④加熱後冷却では1時間以内に何℃以下にする？

✿ 答え

①1回300食または1日750食を提供する施設

②10℃以下

③中心温度85〜90℃、90秒以上

④10℃以下

第65講 食中毒①

食べ物と健康　給食経営管理論

今日と明日は食中毒のお話をします。今日はまず、細菌性の食中毒についてお話をします。「どんなものが感染源になるのか？」「潜伏期はどのくらいか？」「どういう料理法が食中毒の予防に有効なのか？」というあたりが国家試験で狙われるところですよ。

◉感染型の食中毒は食べた細菌が体内で増えることで発症する

感染型の食中毒というのは、食べた細菌が体内で増えることによって発症する食中毒です。増えるまでに時間がかかりますから潜伏期が長い（最低1日以上、長ければ1週間）のが特徴です。感染型の食中毒菌は、以下の5種類の特徴を覚えてしまいましょう。

•病原性大腸菌

大腸菌という名前の通り、もともとは大腸に住み着いている菌です。ですから、糞便に汚染された水や食品が原因です。大腸菌には良いやつも悪いやつもいますが、悪いやつ（病原性大腸菌）が、食中毒の原因です。

病原性大腸菌の中でも特に有名（？）なのは、腸管出血性大腸菌O157ですよね。血便や腹痛に加えて、O157が産生する**ベロ毒素**による溶血性尿毒症が問題となります。潜伏期は長く、だいたい3日です。

•カンピロバクター

日本でもっとも発生件数が多い細菌性食中毒の原因です。カンピロバクターは鳥類や牛の腸管内に住み着いていますので、感染源は主に生焼けの肉（特に鶏肉が多い）です。カンピロバクターは肉の新鮮さには関係なく住み着いていますが、熱には弱いので、肉はちゃんと焼いてから食べましょう。あ、あと、カンピロバクターは潜伏期間が長くて2〜7日ということも覚えておきましょう。

•腸炎ビブリオ

腸炎ビブリオの特徴は、**塩水**（2〜5%）を好み、真水に弱いということです。ですから、海の魚介類や漬物が感染源になります。あ、ついでに、生のサバやカツオなどを食べた時に心配な寄生虫（アニサキス）による食中毒も覚えておきましょう。

•サルモネラ菌

サルモネラ菌は鳥類の腸管などに住み着いていますので、感染源は卵（殻にくっついている）です。熱に弱く、60℃で死滅することも特徴です。

• エルシニア

エルシニアの特徴は、冷蔵庫（4℃）でも増殖するということです。「冷蔵庫でも増えるシニア」と覚えましょう。

◉中間型の食中毒は摂取した細菌が体内で毒素を産生する

中間型の食中毒というのは、摂取した細菌が体内で毒素を産生することによって発症する食中毒です。中間型の食中毒菌は、以下の2種類の特徴を覚えてしまいましょう。

• ウェルシュ菌

ウェルシュ菌の感染源は、シチューやカレーなどです。しっかり加熱しなくてはいけませんね。後で説明するボツリヌス菌と同じで、酸素がない条件（嫌気的な条件）で生育します（酸素があると生育できない）。鍋に入ったシチューやカレーの中のほうって酸素がなさそうですよね。

• セレウス菌

セレウス菌による食中毒には、おう吐型と下痢型があります。焼きそばやピラフが感染源になります。

◉毒素型の食中毒は細菌が産生した毒素を食べることで発症する

毒素型の食中毒というのは、細菌が産生した毒素を食べることによって発症する食中毒です。毒をそのまま食べて発症する位ですから潜伏期が短いのが特徴です。毒素型の食中毒菌は、以下の2種類の特徴を覚えてしまいましょう。

• ボツリヌス菌

ボツリヌス菌の特徴は、酸素がない条件（**嫌気的**な条件）で生育するということです（酸素があると生育できない）。ですから、缶詰やソーセージ、はちみつなどが感染源となります。神経毒を産生しますが、この神経毒は熱に弱いのが特徴で、85℃10分の加熱で不活性化します。1歳未満の赤ちゃんがはちみつを食べると、乳児ボツリヌス症にかかることがあることも大事ですね。

• 黄色ブドウ球菌

黄色ブドウ球菌による食中毒は、化膿した手指での調理が原因となります。黄色ブドウ球菌が産生する**エンテロトキシン**は熱に非常に強いのが特徴です。

ちなみに、黄色ブドウ球菌自体は塩分には強いのですが、熱には弱いんですよ。

食中毒

- 感染型……潜伏期間が長い（1～7日程度）
（食べた細菌が体内で増える）

細菌	特徴	原因
病理性大腸菌	腸管出血性大腸菌（O157） ↓ ベロ毒素を産生	糞便汚染
カンピロバクター	鳥類や牛の腸管内に存在 潜伏期間が長い	生焼けの肉 （特に鶏肉）
腸炎ビブリオ	塩水が好き（真水に弱い）	海の魚介類
サルモネラ菌	鳥類の腸管に存在 熱に弱い（60℃で死滅）	卵
エルシニア	冷蔵庫（4℃）でも増殖する	

- 中間型
（食べた細菌が体内で毒素を産生）

細菌	特徴	原因
ウェルシュ菌	酸素がない条件で生育	シチュー、カレー
セレウス菌	嘔吐型と下痢型がある	焼きそば、 ピラフ

- 毒素型……潜伏期間が短い（数時間）
（細菌が産生した毒素を食べることで発症）

細菌	特徴	原因
ボツリヌス菌	酸素がない条件で生育 毒は熱に弱い（85℃10分で失活）	缶詰、ソーセージ、 はちみつ
黄色ブドウ球菌	毒（エンテロトキシン）は熱に強い	化膿した手指

◉ウイルスによる食中毒

ウイルスによる食中毒は、**ノロウイルス**を覚えておきましょう。

ノロウイルスによる食中毒は、冬場によく起こります。加熱していないカキなどの二枚貝を食べて発症することが有名ですよね。カキの中腸腺に蓄積されているノロウイルスを摂取すると、人の腸管内でどんどん増えていきます。そして2日程度の潜伏期の後、下痢やおう吐などの症状が現れます。この時排泄された糞便や吐物にもウイルスが含まれているため、これらを介した人から人への感染が多くみられます。

このノロウイルスを死滅させるためには、85～90℃、90秒以上の加熱を行えばいいんですよ。

問題

①病原性大腸菌による食中毒の潜伏期は、半日程度？　3日程度？

②カンピロバクターは、加熱に強い？　弱い？

③腸炎ビブリオ菌が好きなのは、真水？　塩水？

④ボツリヌス菌が産生する神経毒は、加熱に強い？　弱い？

⑤黄色ブドウ球菌が産生するエンテロトキシンは、加熱に強い？　弱い？

⑥ノロウイルスは人の腸管で増殖する？　しない？

答え

①3日程度

②弱い

③塩水

④弱い

⑤強い

⑥する

第66講 食中毒②

食べ物と健康

昨日は細菌性食中毒について勉強しましたが、今日は自然毒についてのお話です。「未熟の梅は食べてはいけないよ」「ジャガイモの芽は食べてはいけないよ」「その辺に生えているきのこを食べてはいけないよ」「フグを素人がさばいて食べてはいけないよ」という内容です。

◉植物の毒はジャガイモの芽と青梅を覚える

植物の毒で押さえておきたいのは、ジャガイモの芽と青梅です。ジャガイモの芽に含まれているのは**ソラニン**というアルカロイド、青梅に含まれているのは**アミグダリン**という青酸配糖体です。

◉きのこの毒は何とかテングダケを覚える

毒きのこで有名なのは、何とかテングダケというきのこです。ベニテングダケには**ムスカリン**という毒が含まれています。とりあえず、その辺に生えているきのこを食べてはいけませんよ。

◉魚の毒はフグ毒とシガテラ毒魚、貝の毒はサキシトキシンとオカダ酸を覚える

魚の毒と貝の毒を勉強する上で重要なのは、魚や貝に含まれている毒のほとんどは魚や貝自身が産生しているのではなく、**プランクトン**に含まれている毒が魚や貝に蓄積しているということです。では、魚の毒、貝の毒について解説をしていきます。

魚の毒で有名なのはフグ毒ですよね。フグ（特に内蔵）には**テトロドトキシン**という毒が含まれていることがあります。テトロドトキシンは熱に強く加熱しても壊れません。つまり、フグは、焼いて食べても中毒になる可能性があるということです。

もう1つ魚の毒で押さえておきたいのは、サンゴ礁などに住んでいるシガテラ毒魚です。**シガトキシン**という毒が含まれていることがあります。

貝毒で押さえておきたいのは、麻痺性貝毒の**サキシトキシン**、下痢性貝毒の**オカダ酸**です。サキシトキシンやオカダ酸はホタテなどに含まれていることがありますよ。

ちなみに、国家試験には99.9％出題されませんが、スベスベマンジュウガニというカニにもテトロドトキシンやサキシトキシンが含まれています。

◉カビの毒はアフラトキシンを覚える

カビが産生する毒素の総称は**マイコトキシン**です。マイコトキシンの中で覚えておきたいのは、コウジカビが産生する**アフラトキシン**です。アフラトキシンは肝がんを引き起こす毒で、熱に強い

のが特徴です。汚染されている食品として有名なのはピーナッツです。

問題

①ジャガイモの芽に含まれている毒は、ソラニン？　アミグダリン？

②フグ毒は、テトロドトキシン？　サキシトキシン？

③シガテラ毒は、シガテラ毒魚の肝臓で合成される？　それともプランクトン由来？

④アフラトキシンは熱に強い？　弱い？

答え

①ソラニン

②テトロドトキシン

③プランクトン由来

④強い

コラム④　直前まで勉強しよう！

受験をされる方の中には「明日は模試だ……でも……いまさらやっても無理だろう。今日は寝よう」だとか「今日は模試だ！　やるだけやったんだから、行きの電車の中では音楽でも聞いてリラックスしよう！」なんて方もいらっしゃるかと思います。

が！　それではいけません。もちろん、余裕で合格点に達していればいいのですが、そうでない場合には、模試の前日、模試の直前、当然ですが本番の前日、本番の直前、1行でも良いので勉強しましょう。

試験の直前は集中力が高まっています。一夜漬けでもなんでもかまいません。1点でも2点でも高い得点をとれるように頑張ってみましょう。「一夜漬けなんてどうせすぐに忘れてしまうじゃん」と思われるかもしれませんが、忘れてしまったらまた覚えればいいんですよ。

第67講　感染症

社会・環境と健康

感染症について勉強します。1類感染症から5類感染症まですべてを覚えるのは大変ですから、ポイントを絞って上手に点数をアップさせましょう。また、がんとそのリスク因子についても少し解説をしたいと思います。

◉感染症はゴロで覚える

1類感染症から5類感染症。1類から3類まではゴロで覚えてしまいましょう。「1類がもっとも危険なんだ！」とざっくり考えてくださいね。

- **1類感染症：**ペット熱で逃走（ペスト、エボラ出血熱、クリミア・コンゴ出血熱、南米出血熱、マールブルグ熱、痘そう）
- **2類感染症：**痔のポリスけつにインサート（ジフテリア、ポリオ、結核、鳥インフルエンザ、SARS、MERS）
- **3類感染症：**超々パラパラこれ最近（腸管出血性大腸菌、腸チフス、パラチフス、コレラ、細菌性赤痢）

4類感染症にはA型およびE型肝炎、マラリア、狂犬病などが、5類感染症には、AIDS、インフルエンザ、BおよびC型肝炎、麻疹、風疹などが含まれます。ちなみに、新型インフルエンザは新型インフルエンザ等感染症に含まれますよ。

感染症

1類感染症　ペスト、エボラ出血熱、クリミア・コンゴ出血熱、南米出血熱、マールブルグ熱、痘瘡（とうそう）
ペット熱で逃走！

2類感染症　ジフテリア、ポリオ、結核、鳥インフルエンザ、SARS、MERS
痔のポリスけつにインサート

3類感染症　腸管出血性大腸菌、腸チフス、パラチフス、コレラ、細菌性赤痢
超々パラパラこれ最近

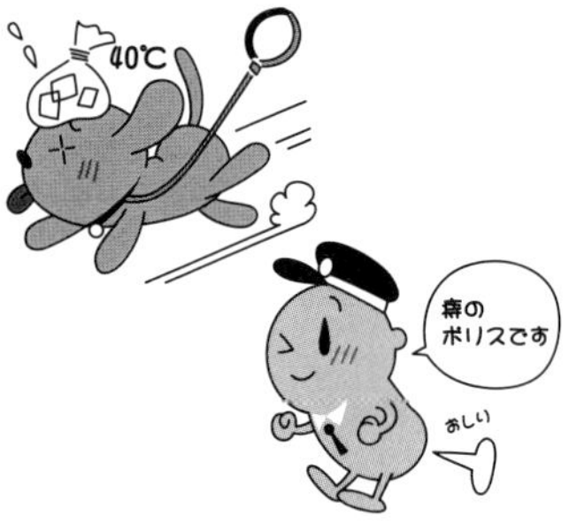

4類感染症　A型・E型肝炎、マラリア、狂犬病など

5類感染症　AIDS、インフルエンザ、B型・C型肝炎、麻疹、風疹、インフルエンザ（鳥・新型インフルエンザを除く）

◉癌のリスク因子には高脂肪食や飲酒、喫煙などがある

ここで、癌の発症とリスク因子についてまとめておきます。子宮頸がんはヒトパピローマウイルス（HPV）感染、胃がんはピロリ菌感染、肝臓がんはC型肝炎ウイルスが、リスク因子です。ちなみに、消化管の癌であれば高脂肪食や飲酒、そしてほとんどすべての癌において喫煙はリスク因子ですよ。

- 子宮頸がん　←　ヒトパピローマウイルス（HPV）
- 胃がん　←　ヘリコバクター・ピロリ菌、塩分
- 皮膚癌　←　紫外線
- 肺がん　←　たばこ、石綿（アスベスト）
- 肝臓癌　←　C型肝炎ウイルス、飲酒、NASH（非アルコール性脂肪肝）
- 乳がん　←　高脂肪食
- 白血病　←　放射線

問題

①麻疹は何類感染症？
②MERSは何類感染症？
③AIDSは何類感染症？
④肝臓癌の原因となるウイルスは？
⑤子宮頸がんの原因となるウイルスは？

答え

①5類感染症
②2類感染症
③5類感染症
④C型肝炎ウイルス
⑤ヒトパピローマウイルス

第68講 行動変容

栄養教育論

今日は栄養教育論、行動変容のお話です。行動変容段階モデルと行動変容技法について説明します。行動変容のどの段階にある人に対して、どのような技法を使って指導していくのかをイメージしながら勉強しましょう。

◉行動変容段階モデルは第1段階～第5段階

行動変容段階モデルは5段階に分かれています。

第1段階は**無関心期**です。言葉どおり関心がないんです。ダイエットでいえば「ダイエットなんて全然考えたこともない」感じですね。第2段階は**関心期**です。ちょっと関心を持ち始めた感じです。「ダイエットか、ま、そのうちやろうかな」みたいな感じです。第3段階は**準備期**です。「もうすぐ夏だし、水着着たいし、ダイエットやるぞ！　よし！　やるぞ！」という時期です。そして、いよいよ第4段階の**実行期**です。いよいよダイエットを始めました。でも、これが続くかどうかはわかりません。このダイエットが6カ月以上続くと、第5段階の**維持期**です。

この第1段階から第5段階に応じて、対象者に対して支援を行うことが大切です。例えば、ダイエットの無関心期の人に対してダイエットメニューの作り方を伝えたって意味がありませんよね。無関心期の人には「ダイエットをすると良いことがあるよ！」ということを伝えなくてはならないんです。

行動変容段階モデル

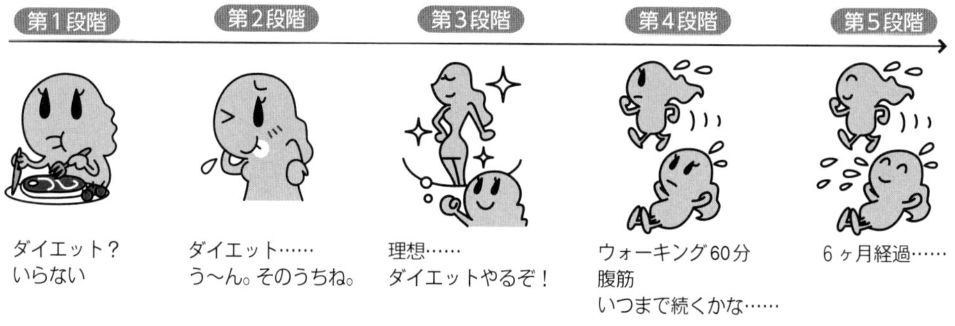

◉行動変容の技法は6種類覚えよう

行動変容の技法について勉強しましょう。ここでも、ダイエットを例に挙げて説明しますね。

- 刺激統制法

好ましくない行動を減らすために刺激を減らしたり（みえるところにお菓子を置かない）、好ましい行動を増やすために刺激を増やしたりする方法です。

- **反応妨害法（習慣拮抗法）**

衝動的な欲求に対して、すぐに行動しないようにする方法です。例えば、「お菓子を食べたくなったら歯を磨く」などがこれにあたります。

- **オペラント強化法**

「うまくいったらご褒美がもらえる！」という技法です。ちょっと変な例かもしれませんが、ちゃんと「お手」ができた犬に「よしよし」してあげると、犬がちゃんと「お手」をできるようになるのと同じですね。ダイエットでいえば、お菓子を我慢したらいっぱいほめてもらうとか、ご褒美に着たかった服を買うとか、そんな感じです。

- **セルフモニタリング**

名前の通り、自分で自分の行動を監視する方法です。ダイエット中に、体重を記録したりするのがセルフモニタリングにあたります。

- **社会訓練法**

これも名前の通り、コミュニケーション技術を高める方法です。ダイエット中の飲み会の時に、上手に断る技術を身につけるのも社会訓練法ですね。

- **認知再構成法**

ダイエットの決心をもう1回認識するための方法です。お菓子を食べたくなった時に「私ならできる！」と自分を励ましたりするのが認知再構成です。

問題

①行動変容の5段階を答えましょう。
②ダイエット中に、お菓子を目につくところに置かないようにする行動変容の技法は？
③ダイエット中に、お菓子を食べたくなったら歯を磨くようにする行動変容の技法は？

答え

①無関心期→関心期→準備期→実行期→維持期
②刺激統制法
③反応妨害法

第69講 学習形態

栄養教育論

集団指導の方法についてお話をします。「効果的な栄養教育のためには、どんな学習形態をとったら良いのか？」「どんな教材を用いたら良いのか？」をイメージしながら勉強を進めてみてください。丸暗記ではなくイメージすることが大切ですよ。

◉役割分担して演技をした後、討論を行う「ロールプレイング」

ゲームの中の登場人物になりきって冒険をするロールプレイングゲーム（RPG）というテレビゲームがありますよね。**ロールプレイング**というのは、Role Playingという名前の通り役割分担です。役割分担して演技をした後、討論を行うのがロールプレイングです。グループ学習に用いられますよ。グループ学習なのは当たり前ですよね。1人で役割分担して演技していたら、なんだか悲しいですもん。

◉小グループで話し合った後に、全体で意見を集約する「バズセッション」

バズセッションというのは、小さめのグループで話し合いをした後に、全体で意見を集約する学習形態です。「まずは班で話し合いなさーい！　その後で、班長さんが班の意見を発表してください。学級委員さんは前に出て意見をまとめてくださーい！」という小学校の時にやったような方法ですね。

ちなみに、バズセッションのグループが6人ずつで、この6人が1人1分ずつ意見をいっていくのが、6・6式討論ですよ。

◉参加者が思ったことを自由に話す「ブレインストーミング」

ブレインストーミングというのは、「脳の嵐」とでも訳すのでしょうか？　一般社会では「ブレスト」と呼ばれることもありますね。参加者が思ったことを自由に話すのがブレインストーミングです。結論を出すことが目的ではありません。「結論を出すことが目的ではない」というのが大切ですよ。

◉パネラーがそれぞれ話した後に、意見交換を行う「パネルディスカッション」

パネルディスカッションでは、数名のパネラーがあるテーマにのっとってそれぞれ話をした後に、パネラー同士で意見交換を行い、その後聴衆との間で質疑応答を行います。

◉異なる立場の複数の講師が発表する「シンポジウム」

シンポジウムでは、あるテーマにのっとって異なる立場の複数の講師が発表します。その後聴衆との間で質疑応答を行います。「複数の講師が……」というところが意外に（？）大切です。

◉講師が話す「フォーラム」

フォーラムの元々の意味は公開討論会です。実際にはフォーラムもシンポジウムと同じように、講師が話した後に聴衆との間で質疑応答を行うことが多いようです。

問題

①学習者が自由に発言をし、結論を求めない学習形態は？

②小さなグループで話し合いをした後、その意見を集約する学習形態は？

③複数の講師が異なる立場から講演を行い、その後聴衆から質疑を受ける学習形態は？

④ロールプレイングはグループ学習。○ or ×？

⑤パネルディスカッションのパネラーは1人。○ or ×？

答え

①ブレインストーミング

②バズセッション

③シンポジウム

④○

⑤×

第70講 栄養教育における色々な評価

栄養教育論

栄養教育における色々な評価については、勘が鋭い人だと、何となく言葉のイメージで解けてしまうかもしれません。また、勘が鋭くなくても、これまで何となくイメージで解いてしまっている方もいらっしゃるのではないでしょうか？　しかし、イメージだけだと試験本番で焦ってしまうかもしれません。今日はイメージではなく、ちゃんと理解することを目標としましょう。

◉栄養教育の企画に対する企画評価

企画評価はその名の通り、栄養教育の企画に対する評価です。「どんな人を対象にどんな方法で栄養教育をするのか？」「この教育方法は適切か？」という風に評価していきます。

◉どのように実行されているのかを評価する経過評価

「企画された栄養教育プログラムがどのように実行されているのか？」という途中経過を、評価するのが経過評価です。

◉行動変容が起きたのかどうかを評価する影響評価

「対象者に行動変容が起きたのかどうか？」を評価するのが影響評価です。

この行動変容というのは、対象者がただ行動を起こしているだけではいけません。例えばダイエットで考えた場合、「ダイエット関連の本を買った」というのは、影響評価ではなく経過評価です。対象者にとっての目的はあくまでもダイエットをすることですから、「お菓子を食べる量を減らした」ですと影響評価です。

経過評価と影響評価は混同しやすいので、「目的に直結する行動変容が起きているのかどうか？」に注意して、経過評価と影響評価を区別してくださいね。

◉目的がどのくらい達成できたのかを評価する結果評価

「プログラム終了後に、対象者にどのような変化があったのか？」を評価するのが結果評価です。「目的がどのくらい達成できたのか？」を、評価します。ダイエットでは「3kg痩せました！」が結果評価ですよ。

◉経済的な観点からプログラムを評価する経済評価

経済的な観点からプログラムを評価するのが経済評価です。

ちなみに、一定の効果を得るためにかかった費用（例：肥満の人を10%減らすために100万円かかった）を算出することを費用・効果分析、得られた効果によって得られた便益（例：肥満の人が10％減ったことによって医療費が10万円削減された）を算出することを費用・便益分析というので覚えておきましょう。

◉プログラムの全体を総合的に評価する総合評価

名前の通りです。プログラムの全体を総合的に評価することです。

◉経過評価と影響評価をしっかりと区別しよう

今日は、過去問にチャレンジしてみましょう。

以下は、肝機能障害を有するアルコール多飲者に対して実施した栄養教育の評価の種類と、その内容の組合せですが、正しいのはどれでしょうか？　1つ選んでください。

①経過評価－居酒屋にいくのをやめた
②経過評価－飲んだアルコールの量を記録し、提出した
③影響評価－仕事が忙しいため、個人面接の日に来なかった
④影響評価－健康診断の結果、肝機能の改善がみられた
⑤結果評価－缶ビールのサイズが500mLから350mLになった。

どうですか？　正解は……②です。

この問題のポイントは「経過評価と影響評価をしっかりと区別できるか？」です。アルコール多飲者に対する栄養教育ですから、目的はアルコールの量を減らして肝機能を改善することです。ある行動によってアルコールの量が減るようであれば影響評価、肝機能が改善すれば結果評価ですよ。これを頭において問題を解くことが大切です。

すると、①の「居酒屋にいくのをやめた」は、居酒屋にいくのをやめれば飲酒の量は減りますよね？　したがって、行動変容が起きているので影響評価です。

②の「飲んだアルコールの量を記録して提出した」は、一見、影響評価のような気もしますが、アルコールの量を記録して提出すること自体では飲酒量は減っていませんよね。したがって、経過評価なんです。

③の「面接の日に来なかった」は経過評価、④の「肝機能の改善がみられた」は結果評価です。⑤の「缶ビールのサイズが小さくなった」は、飲酒量が減っていますから影響評価ですね。

第5章

食品成分など暗記するだけで点数になる項目を勉強しよう

ここでは、食品の成分や変化について学んでいきましょう。覚えることはたくさんありますが、日々の生活の中で実際に調理する際に、「この食品にはどんな成分が含まれているのか？」「どんな化学反応が起こっているのか？」を意識するようにすれば、意外とすんなり覚えられるはずです。

第71講　健康増進法と健康日本21（第二次）
第72講　人口静態統計と人口動態統計
第73講　保健機能食品と特別用途食品
第74講　食品の表示
第75講　褐変反応
第76講　味や香りの成分
第77講　食品の物性
第78講　色々な糖の構造
第79講　色々な脂質の構造
第80講　油脂と油脂の酸化

第71講　健康増進法と健康日本21（第二次）

社会・環境と健康　公衆栄養学　給食経営管理論

今日は健康日本21と健康増進法について解説します。健康日本21というのは、2000〜2010年に実施された「21世紀における国民健康づくり運動」の通称です。そして、平成25〜34年度で、健康日本21（第二次）が実施されます。この健康日本21を推進するための法律が健康増進法なんですよ。

◉健康日本21は生活習慣病の一次予防に重点を置いている

健康日本21（第二次）のポイントについて解説します。

健康日本21の基本的な方向は次の5つです。

①健康寿命の延伸と健康格差の縮小
②生活習慣病の発症予防と重症化予防の徹底
③社会生活を営むために必要な機能の維持・向上
④健康を支え、守るための社会環境の整備
⑤食生活、運動、休養、喫煙、飲酒及び歯・口腔の健康に関する生活習慣及び社会環境の改善

う〜ん、丸暗記するのは大変そうですが、要するに「子どもからお年寄りまで、みんな元気に生きて行こう！」「QOLの高い生活をしよう！」というのが健康日本21（第二次）のポイントです。**QOL**というのは、Quality of lifeの略で生活の質のことですね。

で、この5つの方向を目指して、沢山（53項目）の数値目標が定められています。例えば「平均寿命が延びる分よりも健康寿命が延びるようにしよう！」だとか、「都道府県ごとの健康格差をなくそう！」だとか、「がん検診の受診率を上げよう！」だとか、「脳血管疾患や虚血性心疾患、糖尿病で困っている人を減らそう！（かなりざっくり言うとこんな感じ⁉）」だとか……色々です。そうそう、慢性閉塞性肺疾患（COPD）については、「認知度を向上させよう！」なんていう目標が立てられているんですよ。

もう1つ、健康日本21（第二次）のポイントをおさえておいてください。それは、健康日本21（第二次）は疾病の一次予防に重点を置いているということです。ちなみに、**一次予防**というのは「病気にならないようにすること」、**二次予防**というのは「早期に発見して早期に治療すること」、**三次予防**というのは「リハビリをして社会復帰すること」ですよ。

◉健康増進法

健康増進法は、健康日本21（第二次）を推進するために作られた法律です。

国民の健康増進や健康診査の実施に関する基本的な方針を定めるのは厚生労働大臣、そして、この方針に基づいて健康増進計画を定めなくてはならない（義務）のが都道府県です。市町村は健康増進計画を定める努力をしましょう（努力義務）、ということになっています。

この「国が方針を決めて、都道府県は実施する義務があって、市町村は実施する努力をしましょう」という部分、実は大切なんですよ。多くの政策において「国が方針を決めて……」が基本となっています。そりゃそうですよね？　市町村がてんでバラバラに方針を決めていたら、国民全体の健康は守れませんから。

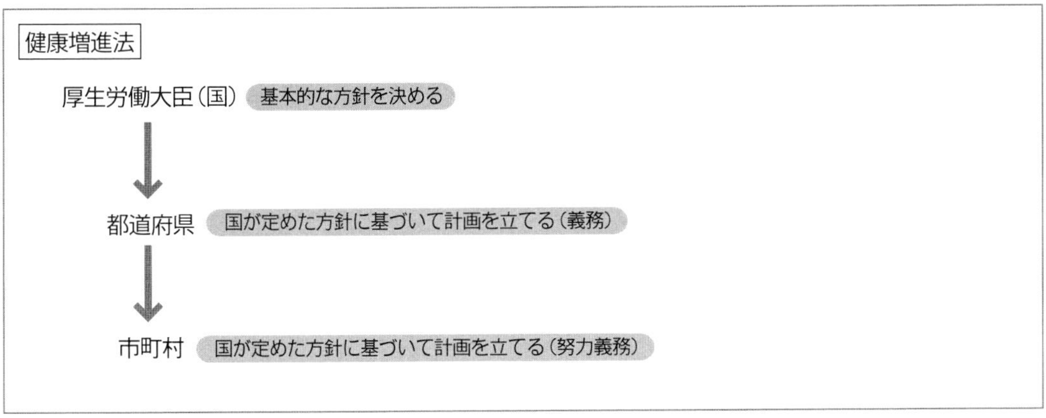

ところで……健康増進法に基づいて管理栄養士を置かなければならない特定給食施設について覚えていますか？　医学的な管理が必要な施設（病院や介護老人保健施設）では1回300食以上または1日750食以上、特別な栄養管理が必要な施設（事業所や介護老人福祉施設）では1回500食以上または1日1500食以上の場合ですよ。

問題

①健康日本21（第二次）が目指しているのは疾病の何次予防？
②健康増進法において、健康診査の実施に関する基本的な方針を決めるのは誰？

答え

①一次予防
②厚生労働大臣

第72講 人口静態統計と人口動態統計

社会・環境と健康

今日は人口静態統計と人口動態統計について解説します。人口静態統計というのは「ある時点」での人口調査のこと、人口動態統計は「ある一定期間」の人口調査のことです。静態統計も動態統計も名前からイメージがつきますか？　ここでは色々な単語が出てきますが、すべて日本語ですから、イメージしながら勉強してみてください。

◉人口静態統計は、ある一時点での人口調査

人口静態統計というのは、ある一時点での人口調査のことです。日本の総人口や、人口構造（何歳の人が何人いる）を把握することができます。

もっとも有名な人口静態統計は**国勢調査**ですよね。国勢調査のポイントは「5年に1回実施される（10年に1回は大規模調査、5年に1回は簡易調査）」「全数調査である（国民全員を対象にしている）」「総務省が実施している」ということです。

国勢調査によって、年少人口（0～14歳）や生産年齢人口（15～64歳）が減少しており、老年人口（65歳以上）が増加していることが明らかにされています。つまり、老年人口指数も老年化指数も増加してきているということです。

老年人口指数というのは生産年齢人口に対する老年人口の割合をパーセントで表したもの（老年人口を生産年齢人口で割って100をかける）、老年化指数は老年人口を年少人口で割ったものに100をかけると求めることができます。

ちなみに最近では、65～74歳の人口を前期老年人口、75歳以上の人口を後期老年人口と分けることもあるので、覚えておきましょう。

◉人口動態統計は、ある一定期間の人口の動きの調査

ある一時点の人口調査である人口静態統計に対して、ある一定期間の人口の動きを調査するのが**人口動態統計**（厚生労働省が実施しています）です。この調査では「出生・死産・婚姻・離婚・死亡」という人の一生に関わる動きを把握することができます。ここで特に覚えておきたいのは出生と死亡に関する指標です。

出生に関する指標で大切なのは「**合計特殊出生率**」「**総再生産率**」「**純再生産率**」の3つです。合計特殊出生率というのが一般的に出生率と呼んでいるもので、「1人の女性が15～49歳のうちに何人の子ども（男の子も女の子も）を産むのか？」を表したものです。総再生産率は、「1人の女性が一生のうちに何人の女の子を産むのか？」を表したものです。そして、純再生産率は、「1人の女性が一生のうちに何人の女の子を産むのか？」を、生まれた子の死亡率を考慮して求めたものです。

生まれた子の死亡原因としてもっとも多いのは先天性のものです。ちなみに、新生児死亡とは

生まれてから4週目（28日目）までの死亡のこと、乳児死亡とは生後1年未満での死亡のこと、周産期死亡は妊娠22週目以降出産1週間（7日）未満での死亡のことをいいますので覚えておきましょう。

最後に、日本人の死因について簡単に解説します。厚生労働省の人口動態統計によると、日本人の3大死因は、1位が悪性新生物（癌）、2位が心疾患、3位が脳血管疾患です。2位と3位はいずれも血管の疾患ですね。3位の脳血管疾患は、年によって肺炎（4位）と入れかわるかもしれませんので、最新の情報を確認しておいてください。ちなみに、高齢者の肺炎で重要なのが、誤嚥性肺炎です。誤嚥性肺炎は、食べ物が胃ではなく肺に入ってしまうことによって起こる肺炎のことです。癌について補足すると、胃がんや子宮癌は減少傾向にありますが、大腸癌や乳がんは増加傾向にあるということもおさえておいてください。

静態統計、動態統計

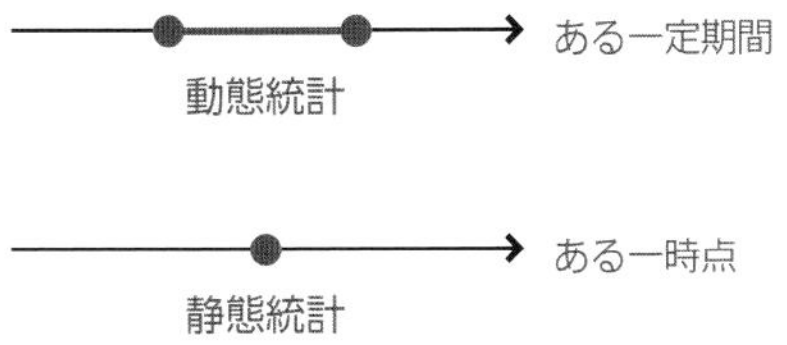

人口動態統計　厚生労働省が実施
（出生、死産、婚姻、離婚、死亡）

国勢調査　総務省が実施
（5年に1回、全数調査）

問題

①国勢調査は、人口静態統計？　人口動態統計？
②「1人の女性が、一生のうちに何人の子どもを産むのか？」を表す指標は？
③新生児死亡とは、いつからいつまでの死亡のこと？
④胃がんは、増加傾向？　減少傾向？
⑤老年化指数の求め方は？

答え

①人口静態調査
②合計特殊出生率
③生まれてから生後4週目まで
④減少傾向
⑤老年人口（65歳以上）÷年少人口（0〜14歳）×100

第73講 保健機能食品と特別用途食品

食べ物と健康

特定保健用食品という言葉を聞いたこと、ありますよね？　では栄養機能食品は？　特別用途食品は？　同じような言葉が並んでいて、頭がごちゃごちゃしそうです。今日は、このごちゃごちゃをすっきり解消しましょう。そして、特定保健用食品と機能性表示食品について少し詳しく解説をします。

◉特定保健用食品は特定の保健の目的が期待できる食品、特別用途食品は特定の人に用いる食品

保健機能食品は栄養機能食品と機能性表示食品、特定保健用食品の3つに分かれます。**栄養機能食品**というのはビタミンやミネラルなどの栄養素の補給に用いられる食品、機能性表示食品は「健康の維持増進に資する特定の保健の目的」が期待される食品、**特定保健用食品**は「ある特定の保健の目的」が期待できる食品です。「ん⁉　機能性表示食品と特定保健用食品は何が違うの？」という感じですね。詳しくは後ほどお話しします。

一方、**特別用途食品**は**健康増進法**に規定されており、ある特定の方に用いる食品です。下の表に示したように、病者用だとか、妊産婦用だとか……ある特定の方に用いることがわかりますよね。

この保健機能食品と特別用途食品の分類で特に注目していただきたいのは、特定保健用食品です。特定保健用食品は保健機能食品にも、特別用途食品にも含まれているんですよ。

- 保健機能食品
  - 栄養機能食品
  - 機能性表示食品
  - 特定保健用食品
- 特別用途食品（健康増進法に規定）
  - 特定保健用食品
  - 病者用
    - 低たんぱく質食品
    - アレルゲン除去食品
    - 無乳糖食品
    - 総合栄養食品（いわゆる濃厚流動食）
  - 妊産婦・授乳婦用
  - 乳幼児用調整粉乳
  - えん下困難者用

◉特定保健用食品は病気を治すものではない

前ページの表は覚えましたか？　しっかり覚えて頭をすっきりさせておきましょう。では、特定保健用食品について詳しく説明します。

特定保健用食品のポイントは、以下の4つです。

①消費者庁の許可が必要。
②錠剤やカプセルでも良い。
③病気を治すものではない。
④カルシウムと葉酸については疾病のリスク低減が期待できることを表示できる。

まずはこの4つをしっかり押さえてください。

ちなみに、カルシウムについては「歳をとってからの骨粗鬆症のリスクを低減するかもしれない」、葉酸については「神経管閉鎖障害を持つ子どもが生まれるリスクを低減するかもしれない」と表示することが可能です。

そして、一口に特定保健用食品といっても、大きく3つに分けることができます。個別許可型、条件付き特定保健用食品、規格基準型です。

個別許可型というのはある食品の機能を個別に審査して許可されるもの、**条件付き特定保健用食品**は科学的根拠が少し足りないもの（科学的根拠があまりないことを表示する必要がある）、**規格基準型**は既に特定保健用食品として充分な実績がある食品成分に対して「その食品成分がある基準で含まれていればそれでいいよ」というものです。

◉特定保健用食品の具体例

ここで、特定保健用食品の具体例をいくつか挙げておきます。何となくイメージしながら読んでみてください。

- お腹の調子を整える（オリゴ糖や食物繊維など）
- 血圧が高めの方（GABAや特定のペプチドなど）
- コレステロールが高めの方（植物ステロールや食物繊維など）
- 血糖値が気になる方（難消化性デキストリンなど）
- 虫歯の原因になりにくい・歯を丈夫にする（キシリトールなど）
- 骨の健康が気になる（ビタミンK2や大豆イソフラボンなど）

◉機能性表示食品

機能性表示食品のポイントは「事業者の責任で科学的根拠に基づいた機能性を表示した食品である」ということです。事業者の責任なので、特に許可は必要なく、消費者庁長官に届け出れば良いのです。で、国が許可したわけではありませんので、特定保健用食品のようなマークをつけることはできません。機能性表示食品は、ペットボトル飲料やお菓子などなど、たくさんありますので、ぜひ探してみてください。

◉これらの食品はすべて食品衛生法と食品表示法で規定されている

これら、保健機能食品と特別用途食品は、食品衛生法で安全性が、食品表示法で表示の仕方が決められています。

問題

①特別用途食品の病者用を4つ挙げましょう。
②特定保健用食品は何庁が許可する？
③機能性表示食品は何庁が許可する？
④「歳をとってからの骨粗鬆症になるリスクが低減するかもしれない」と表示できる成分は？
⑤錠剤のサプリメントでも特定保健用食品として認められる？　認められない？
⑥特別用途食品を規定している法律は？

答え

①低たんぱく質食品・アレルゲン除去食品・無乳糖食品・総合栄養食品（いわゆる濃厚流動食）
②消費者庁
③許可は必要ない
④カルシウム
⑤認められる
⑥健康増進法

第74講 食品の表示

食べ物と健康

食品の表示についてまとめます。色々な食べ物に「カロリーゼロ」とか「糖質ゼロ」とか表示されていますよね。でも実は、あの「カロリーゼロ」や「糖質ゼロ」は、本当にゼロではないんです。今日は「ゼロ」と表示して良い条件、それから「低いよ」と表示して良い条件について一気に覚えてしまいましょう。そして、もう1つ。アレルギー表示についても覚えてしまいましょう。

◉「ゼロ」「低いよ」と表示して良い条件は決まっている

表示については表にまとめた方がわかりやすいと思いますので、表を作成してみました。さっそく下の表をじっくりとご覧ください。この表は食べ物（飲み物）100gあたりに含まれている量を表していますよ。

	なし（ゼロ）	低いよ	
	食品・飲み物共通	食品	飲み物
熱量（カロリー）	5kcal	40kcal	20kcal
糖質	0.5g	5g	2.5g
脂質	0.5g	3g	1.5g
コレステロール	5mg	20mg	10mg
ナトリウム	5mg	120mg	120mg

熱量（5kcal）、糖質（0.5g）、脂質（0.5g）、コレステロール（5mg）、ナトリウム（5mg）という感じで、すべてにおいて、「ゼロ」表示は「ゼロ」じゃなくても認められていますね。そして、「ゼロと表示して良い基準の値」にはすべて「5」という数字が含まれていますから、覚えやすいかもしれません。「低いよ」の表示が認められている基準についても頑張って覚えてみてください。

ポイントとしては、食べ物よりも飲み物の方が「低いよ」の基準が厳しくなっている（ナトリウム以外は半分ですよ）ということですね。

◉「高いよ」と表示して良い条件

ついでに、「高いよ」と表示して良い条件についても覚えておきましょう。高いと嬉しい栄養素は「食物繊維」や「たんぱく質」などでしょうか？　「食物繊維」は、食品100g中に6g以上含まれていると「高いよ」と表示できます。ちなみに、3g以上だと「入っているよ」と表示できます。たんぱく質ですと、食品100g中に16.2g以上含まれていると「高いよ」、8.1g以上で「入っているよ」です。飲み物の場合の値は、食品の値の半分と覚えておけば、だいたいオッケーです。

◉ナトリウムの表示についてイメージしてみよう

生活習慣病の予防のために定められた食塩摂取の目標量は、成人男性で1日7.5g（7500mg）、成人女性で1日6.5g（6500mg）です。

ナトリウムの「ゼロ」表示の基準は、食品100g中に5mg以下です。この5mgというのはナトリウムの量ですから、この量を食塩に換算します。換算の仕方は簡単です。ナトリウムの量に2.54をかければいいんです。ということは、ナトリウム5mgというのは、食塩12.7mg（5 × 2.54）に相当します。

例えば、100gに5mgのナトリウムが含まれている「ナトリウムゼロ」の表示がされている食品を食べるとします。女性の目標値は1日6500mg以下ですから、この食品を51.2kg（6500 ÷ 12.7 × 100）も食べないと目標値には達しません。確かに「ゼロ」と表示しても良さそうです。

また、ナトリウムが「低いよ」と、表示できるのは食品100g中に含まれているナトリウムの量が120mg以下の時です。ナトリウム120mgは食塩に換算すると305mg（120 × 2.54）です。したがって、女性の目標値に達するには、この食品を2.13kg（6500 ÷ 305 × 100）食べる必要があります。確かに「低いよ」と表示しても良さそうですね。

◉アレルギー表示が義務付けられている食品は8種類

アレルギー表示が義務付けられている8種類の食品は、エビ、カニ、くるみ、ソバ、落花生、小麦、卵、乳です。覚え方は「エビカニくるみ蕎麦にラッコ乱入！」です。

アレルギー表示が義務付けられている食品

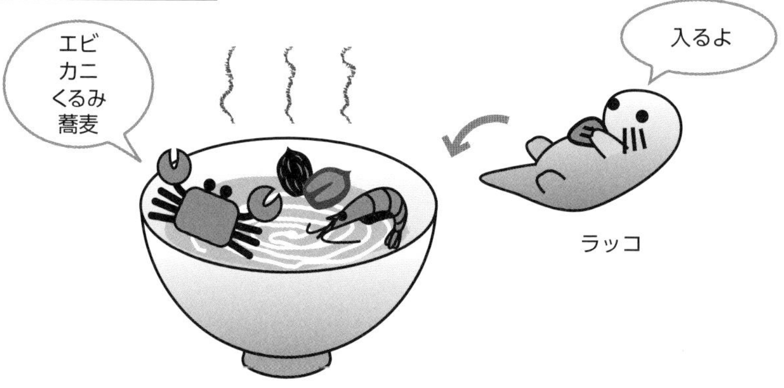

エビカニくるみ蕎麦にラッコ乱入！

エビ、カニ、くるみ、ソバ、落花生、小麦、卵、乳

8種類

問題

①カロリーゼロと表示できるのは食品100gあたり何カロリーまで？

②ナトリウムをゼロと表示できるのは食品100gあたり何mgまで？

③ナトリウム1gを食塩に換算すると何g？

④大豆、サバ、卵の中でアレルギー表示が義務付けられているものは？

答え

①5kcal

②5mg

③2.54g

④卵

第75講 褐変反応

食べ物と健康

　今日は食品の褐変反応について勉強しましょう。食品の褐変反応というのは、例えば、剥いたリンゴや桃をそのまま置いておくと茶色くなったり、ホットケーキを焼くと白かった生地がだんだんきつね色になってきたりする反応です。褐変反応には、酵素的褐変と非酵素的褐変がありますので、それぞれ分けて覚えてしまいましょう。

◉酵素によって褐色になる酵素的褐変

　酵素の働きによって食品が茶色になってしまう反応を**酵素的褐変**といいます。例えば、リンゴやバナナ、桃、ゴボウなどを切った後に、その辺に放置しておくと茶色くなるのが酵素的褐変です。この酵素的褐変に関わる酵素はポリフェノールオキシダーゼという名前で、名前の通り、食品（果物や野菜）の中にあるポリフェノールを酸化する酵素です。

「ポリフェノールを酸化する」というのは「ポリフェノールに酸素をくっつける」という意味ですから、この酵素的褐変は酸素がない状態では進みません。したがって、酵素的褐変を抑える方法としては、脱酸素剤などを用いて酸素のない状態で食品を保存することが考えられます。

　その他の酵素的褐変を抑制する方法として知られているのは、酵素自体の活性を抑制する方法です。例えば「塩水につける」「電子レンジで短時間チンする」「短時間熱処理（ブランチング）する」などです。逆に、鉄などの存在下では、酵素的褐変は促進します。

　ちなみに紅茶やウーロン茶の色はポリフェノールオキシダーゼによって生じた褐色物質の色ですよ。ポリフェノールオキシダーゼを思いっきり働かせたのが紅茶（発酵茶）、ポリフェノールオキシダーゼをまあまあ働かせたのがウーロン茶（半発酵茶）、ポリフェノールオキシダーゼを働かせないのが緑茶（不発酵茶）です。

◉非酵素的褐変では糖とアミノ酸が反応する

　非酵素的褐変の代表例が、**アミノカルボニル反応（メイラード反応）**です。アミノ基とカルボニル基が非酵素的に反応します。アミノ基はアミノ酸やペプチドやたんぱく質に、カルボニル基は還元糖に存在していますから、たんぱく質と還元糖が反応すると褐色物質ができるんです。この褐色物質の総称が**メラノイジン**です。

　ちなみに、グルコース（ブドウ糖）とかフルクトース（果糖）とか、聞いたことがあるような糖は還元糖です。国家試験では、「還元糖じゃないのはスクロース（ショ糖：お砂糖）！」ということを覚えておきましょう。アミノカルボニル反応ではアミノ酸が使われますから、たんぱく質の栄養価は低下することも覚えておきましょう。

　また、アミノカルボニル反応は金属イオンによって促進し、亜硝酸やアスコルビン酸などによって抑制されます。

◉アミノカルボニル反応の副反応がストレッカー分解

アミノカルボニル反応が起こる時、同時に起こる反応が**ストレッカー分解**です。ストレッカー分解ではアルデヒドやピラジンといった、香気成分が生じます。要するに、良い匂いがします。ホットケーキを焼くと、色が褐色になってくると同時にいい匂いがしてきますもんね。その他、お肉を焼いた時のいい匂いや、焙煎したコーヒーのいい匂いもストレッカー分解の産物ですよ。

問題

①リンゴが茶色くなるのは、酵素的褐変？　非酵素的褐変？
②アミノカルボニル反応によって、たんぱく質の栄養価は向上する？　低下する？
③たんぱく質とスクロースの間でアミノカルボニル反応は起こる？　起こらない？
④アミノカルボニル反応が起こる時、同時に起こる香気成分を生じる反応を何という？
⑤酵素の働きを抑制するために行う短時間の熱処理を何という？

答え

①酵素的褐変
②低下する
③起こらない
④ストレッカー分解
⑤ブランチング

第76講 味や香りの成分

食べ物と健康

今日は味や香りの成分についてお話します。味といえば基本五味ですよね。甘味・酸味・塩味・苦味・旨味です。辛味は基本五味ではありませんから注意してくださいね。それから、香りについては、国家試験で特に狙われそうなものに絞って解説します。

◉基本五味（甘味・酸味・塩味・苦味・旨味）＋辛味

基本五味それぞれについて、どんなものが該当するのかを覚えてしまいましょう。食べ物と味をセットにして覚えることが大切ですよ。

基本五味：

- **甘味**：スクロース（砂糖）やグルコースなどの糖、
  グリシンやアラニンなどのアミノ酸
- **酸味**：酢酸（食酢）、乳酸（ヨーグルト）、クエン酸（レモン）などの酸
- **塩味**：塩化ナトリウム（食塩）
- **苦味**：カフェイン（コーヒーやお茶の苦味）
  ナリンギン（グレープフルーツの苦味）
  ヘスペリジン（柑橘類の苦味）
  ククルビタシン（ゴーヤの苦味）
- **旨味**：グルタミン酸ナトリウム（昆布やトマトの旨味）
  イノシン酸（かつおぶしの旨味）
  グアニル酸（しいたけの旨味）

（以上、基本五味）

- **辛味**：イソチオシアネート（わさびや大根の辛味成分でミロシナーゼによって生成する）、
  カプサイシン（トウガラシ）
  ジンゲロン（しょうが）

ちなみに、基本五味の中でもっとも味を感じやすい（低濃度でも味を感じることができる）のは苦味です。苦味は基本的に「毒」の味だったりしますので、人間は低濃度でも味を感じられるようになっています。そうそう、低濃度でも味を感じられることを「閾値（いきち）が低い」といいますよ。

あ、あと、旨味には「相乗効果」があることも覚えておいてください。2つ以上の旨味をあわせると、より強い旨味を感じられるようになります。昆布だし（グルタミン酸）とかつおだし（イノシン酸）の混合だしなどが良い例ですね。

◉香りの成分はたくさんある

主な香りの成分について解説します。「この食材にはこの香り成分」という覚え方をすると良いと思います。

- **ニンニク・玉ねぎ：**アリシン（アリインがアリイナーゼの作用を受けると生成する）
- **まつたけ：**桂皮酸メチル
- **しいたけ：**レンチオニン
- **キュウリ：**ノナジエナール
- **古いお米：**ヘキサナール
- **レモン：**リモネン
- **バナナ：**酢酸イソアミル

香りの成分はたくさんありますので、全部覚えるのは無理です。とりあえず、これだけ覚えておきましょう。ちなみに、香りの成分はアルコールやアルデヒドが多いんです。アルコールでしたら語尾が「～オール」、アルデヒドでしたら語尾が「～ナール」となります。この情報、記憶の手助けになるかもしれませんね。

それから、ニンニクとかタマネギとかワサビとかダイコンとか、この辺の食品の香りの元になる化合物には、硫黄原子（S）が含まれている（含硫化合物といいます）ので、気が向いたら覚えておいてください。

問題

①かつおぶしに含まれる旨味成分は？
②わさびの辛味成分は？
③ニンニクの香り成分は？
④古米の香り成分は？

答え

①イノシン酸
②イソチオシアネート
③アリイン
④ヘキサナール

第77講 食品の物性

食べ物と健康

今日お話するのは、ゲルとかゾルとかエマルジョンとかのお話。それから、ニュートン流体や非ニュートン流体、最後にチキソトロピーとダイラタンシー、レオペクシーです。カタカナばかりで物理のような内容になってしまいますが、あまり深く考えずに頑張って覚えてしまいましょう。

◉ゲルは固まっているもの、ゾルはドロドロになっているもの

ゲルはゼリーや寒天、こんにゃくみたいなもののこと、ゾルはポタージュスープやソースみたいなもののことです。さらにさらに、固まっている寒天はゲル、寒天を加熱してドロドロになるとゾルですよ。

ちなみに、水がカラカラになってしまっている高野豆腐のようなもののことをキセロゲル、水ようかんのようなもののことはヒドロゲルといいます。

◉エマルジョン（エマルション）は水と油が乳化されたもの

エマルジョンというのは、水と油が乳化されて混ぜ混ぜになっているものです。水と油が分離していないのがポイントです。水中油滴（O/W）型のエマルジョンの代表例はマヨネーズや生クリーム、油中水滴（W/O）型の代表例はバターやマーガリンです。

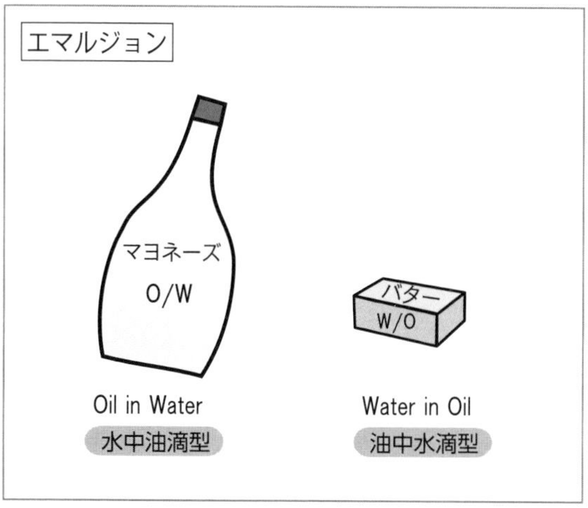

◉ニュートン流体は粘度に比例して流れるスピードが遅くなる液体

ニュートン流体とは、粘度が高くなるとそれに比例して流れるスピードが遅くなる液体のことです。代表例は水や食用油です。

非ニュートン流体は、その名の通りニュートン流体ではないもので、マヨネーズやケチャップが挙げられます。

◉チキソトロピーは振ると流動性が高まる現象、ダイラタンシーは強い力を加えると固体のようになる現象

チキソトロピーというのは、振ったり混ぜたりすると流動性が高まって（サラサラになる）、静止しておくと流動性が低下する現象のことです。ケチャップやマヨネーズがこれにあたります。機会があれば、自宅のケチャップやマヨネーズで試してみてください。

ダイラタンシーは、弱い力を加えると流動性が高まるのですが、強い力を加えると流動性が極端に低下して固体のようになる現象です。高濃度の片栗粉溶液がこれにあたります。

チキソトロピーもダイラタンシーも、非ニュートン液体でみられる現象ですよ。

問題

①加熱した寒天はゲル？　ゾル？

②マヨネーズは何型のエマルジョン？

③マヨネーズはニュートン流体？　非ニュートン流体？

④マヨネーズの性質は、チキソトロピー？　ダイラタンシー？

答え

①ゾル

②水中油滴（O/W）型エマルジョン

③非ニュートン流体

④チキソトロピー

第78講 色々な糖の構造

人体の構造と機能　基礎栄養学　食べ物と健康

これまで糖といえばグルコースを中心に勉強してきましたが、今日は色々な糖の構造について覚えてしまいましょう。単糖類、二糖類、オリゴ糖、多糖類に分けて、国家試験で特に重要な糖について解説します。二糖類、オリゴ糖、多糖類では、「どんな糖がどんな結合でつながっているのか？」をおさえておくことが大切ですよ。

◉単糖類

単糖類でまず覚えておきたいのは、炭素が6個の**グルコース**（**ブドウ糖**）、**フルクトース**（**果糖**）、**ガラクトース**、それから炭素が5個の**リボース**（RNAの構成糖）、**デオキシリボース**（DNAの構成糖）です。炭素数が6個の糖を6炭糖（ヘキソース）、5個の糖を5炭糖（ペントース）といったりしますよ。

そして、ついでに覚えていただきたいのがマンノースです。マンノースは多糖類のところで再び登場します。

◉二糖類

二糖類でまず覚えておきたいのは、**スクロース**（**ショ糖・砂糖**）、**マルトース**（**麦芽糖**）、**ラクトース**（**乳糖**）です。スクロースは、グルコースとフルクトースがα1, 2結合したもの。マルトースは、グルコースとグルコースがα1, 4結合したもの。ラクトースは、グルコースとガラクトースがβ1, 4結合したものです。

ついでに覚えていただきたいのは、**トレハロース**と**ラクツロース**です。トレハロースはグルコースとグルコースがα1, 1結合したものです。ラクツロースはガラクトースとフルクトースがβ1, 4結合したものです。ラクツロースのこと覚えていますか？　肝硬変の時に便秘を防ぐために投与されるのがラクツロースですよ。

◉オリゴ糖

オリゴ糖というのは、糖が3つ以上つながったもののことです（二糖類もオリゴ糖と呼ばれることもあります）。オリゴ糖は**ラフィノース**と**スタキオース**を覚えておきましょう。ラフィノースやスタキオースは大豆に含まれている糖質です。大豆の糖質の主成分はデンプンではなくラフィノースやスタキオースなどのオリゴ糖なんですよ。

◉多糖類

多糖類でまず覚えておきたいのは、**デンプン**（アミロースとアミロペクチンから成る）と**グリ**

コーゲン、**セルロース**です。これらの多糖類はすべてグルコースがたくさんつながったものですが、つながり方が異なります。アミロースはグルコースがα1, 4結合したもの（このα1, 4結合でグルコースがまっすぐにつながっています）、アミロペクチンはグルコースがα1, 4結合したものに、さらにグルコースがα1, 6結合したものです。α1, 6結合の部分が枝分かれしている部分ですよ。グリコーゲンは、アミロペクチンと同様、グルコースがα1, 4結合とα1, 6結合でつながったもの、セルロースはたくさんのグルコースがβ1, 4結合でつながったものです。

もう1つ覚えていただきたい多糖類は、**グルコマンナン**です。グルコマンナンは、グルコースとマンノース（単糖類のところで出てきました）から成る多糖類で、こんにゃくいもに含まれています。

▶糖の構造

単糖類	炭素6個	グルコース、フルクトース、ガラクトース
	炭素5個	リボース、デオキシリボース
二糖類	スクロース	グルコース＋フルクトース（α1, 2結合）
	マルトース	グルコース＋グルコース（α1, 4結合）
	ラクトース	グルコース＋ガラクトース（β1, 4結合）
	トレハロース	グルコース＋グルコース（α1, 1結合）
	ラクツロース	ガラクトース＋フルクトース（β1, 4結合）
オリゴ糖	ラフィノース、スタキオース	大豆に含まれる
多糖類	デンプン　アミロース	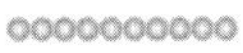 （グルコースがα1, 4結合）
	デンプン　アミロペクチン	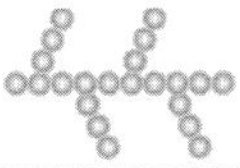 （グルコースがα1, 4結合＋グルコースがα1, 6結合）
	グリコーゲン	アミロペクチンと似た構造
	セルロース	グルコースがβ1, 4結合でつながったもの
	グルコマンナン	グルコース＋マンノース（こんにゃくいもに含まれる）

問題

①ショ糖は何と何が何結合したもの？

②アミロペクチンやグリコーゲンの枝分かれ部分の結合は？

③大豆に含まれているオリゴ糖を2つ挙げてください。

④グルコマンナンの構成糖は？

答え

①グルコースとフルクトースがα1, 2結合したもの

②α1, 6結合

③ラフィノースとスタキオース

④グルコースとマンノース

第79講　色々な脂質の構造

人体の構造と機能　基礎栄養学　食べ物と健康

今日は色々な脂質の構造について勉強しましょう。脂肪酸については第4講「脂質って何？」でしっかり復習しておいてください。今日は、トリグリセリド、ジグリセリド、モノグリセリド、リン脂質についてのお話です。できるだけシンプルにいきますので、安心して勉強してくださいね。

◉トリグリセリド・ジグリセリド・モノグリセリドはグリセロールに脂肪酸がエステル結合したもの

トリグリセリド（トリアシルグリセロール）はグリセロールに脂肪酸が3個エステル結合したものですよね。サラダ油、ラード、霜降りの脂、大トロの脂、皮下脂肪、内臓脂肪などがトリグリセリドです。

ジグリセリド（ジアシルグリセロール）はグリセロールに脂肪酸が2個エステル結合したもの、モノグリセリド（モノアシルグリセロール）はグリセロールに脂肪酸が1個エステル結合したものです。モノグリセリドは、脂質というよりは乳化剤のような性質を持っています。乳化剤というのは水と油をなじませるものです。生体内であれば胆汁酸、普段の生活でみかけるのは洗剤、料理であればマヨネーズを作る時の卵黄レシチン（ホスファチジルコリン）などが乳化剤です。

◉グリセロリン脂質はグリセロール骨格を持つリン脂質

グリセロリン脂質のお話をします。グリセロリン脂質とは、グリセロール骨格を持つリン脂質のことです。グリセロールに2個の脂肪酸が結合していて、もう1か所にリン酸化合物が結合しているのが特徴です。細胞膜はグリセロリン脂質の脂質二重膜ですし、リポたんぱく質の膜もグリセロリン脂質です。

グリセロリン脂質は結合しているリン酸化合物の種類によって、ホスファチジルコリン（レシチンともいいます）、ホスファチジルセリン、ホスファチジルエタノールアミン、ホスファチジルイノシトールなどに分類されますよ。

◉スフィンゴリン脂質の代表例はスフィンゴミエリン

スフィンゴリン脂質の代表例はスフィンゴミエリンです。スフィンゴミエリンは神経組織に存在するということを覚えておきましょう。

問題

①ホスファチジルコリン（レシチン）はグリセロリン脂質である。○か×か？

②細胞膜の主成分はジグリセリドである。○か×か？

③スフィンゴミエリンはスフィンゴリン脂質である。○か×か？

答え

①○

②×

③○

コラム⑤ 酵素健康法？　納豆で血液がサラサラ？ コラーゲンでお肌がスベスベ？

酵素健康法だとか、納豆で血液がサラサラだとか、コラーゲンでお肌がスベスベだとか……色々な健康情報がありますが、これらって本当なのでしょうか？

例えば、酵素健康法。「加齢によって生体内の酵素が減ってくる。だから、生きている酵素を食べましょう」ってことらしいのですが……酵素ってたんぱく質ですよね。たんぱく質は胃に入ると胃酸とペプシンによってバラバラに分解されてしまいます。吸収される時は、ペプチドがアミノ酸です。もちろん食べた酵素はそのままの形で血液中には出てきません。酵素を食べても生体内の酵素は増えなさそうです。

例えば、納豆で血液がサラサラ。納豆には血液を固めるビタミンKが豊富に含まれています。とても血液がサラサラになるとは思えません。ナットウキナーゼという納豆に含まれている酵素には血栓溶解作用がありますが、ナットウキナーゼは酵素です。酵素は食べたらどうなるか？　やっぱり納豆で血液はサラサラにならないような気がします。

そして、コラーゲンでお肌がスベスベ。もちろんお肌のスベスベ感にはコラーゲンは大切だと思いますが、コラーゲンの本体はたんぱく質です。たんぱく質は食べたらどうやって消化されて吸収されるのかを考えると、コラーゲンを食べてもお肌はスベスベにはならなそうです。

管理栄養士として正しい情報を発信できるように、しっかり基本を勉強しましょう。

第80講 油脂と油脂の酸化

食べ物と健康

今日は油脂の化学的試験と油脂の酸化の指標についてお話します。油脂の化学的試験というのは油脂の性質を表す「ヨウ素価」や「ケン化価」のことで、油脂の酸化の指標は「酸価」や「過酸化物価（POV）」「カルボニル価」のことです。ここでいう油脂というのはトリグリセリドのことです。

◉ヨウ素価は油脂にどのくらいのヨウ素がくっつくのかを表す

ヨウ素価は、「油脂にどのくらいのヨウ素がくっつくのか？」を表したものです。ヨウ素は脂肪酸の二重結合のところにくっつきますから、二重結合がたくさんある油脂の方がヨウ素価は高くなります。

室温で固体のラードの特徴は、飽和脂肪酸が多いことですよね？　オリーブ油の特徴は一価不飽和脂肪酸のオレイン酸が多いこと、魚油（サンマやイワシの油）の特徴は多価不飽和脂肪酸のEPAやDHAが多いことです。したがって、ヨウ素価は、「ラード＜オリーブ油＜魚油」の順で大きくなっていきますよ。

◉ケン化価はどのくらいの水酸化カリウムを加えたら石鹸ができるのかを表す

ケン化価のケン化というのは、石ケンを作るという意味です。油を使って石鹸を作ったことがある方にはイメージがつきやすいと思います。石鹸を作る時は、油脂に水酸化カリウム（または水酸化ナトリウム）を加えて加熱をしますが「ある一定の重さの油脂にどのくらいの水酸化カリウムを加えたら石鹸ができるのか？」を表したものがケン化価なんです。

油脂の分子量が大きいほどケン化価は小さくなります。例えば100gの油脂があるとすると、油脂の分子量が大きいほどこの100gの中に入っているトリグリセリドの数は少なくなります。トリグリセリドの数が少なければ、これをケン化するのに必要な水酸化カリウムの数も少なくて済むので、ケン化価も小さくなるんです。ここ、ちょっとややこしいですよね。何度か読んでもなかなか理解できない場合は「油脂の分子量が大きいと、ケン化価は小さくなるんだ！」と覚えてしまってください。

◉過酸化物価（POV）は油脂の自動酸化の指標

過酸化物価は、油脂の自動酸化の指標です。自動酸化というのは、その辺に置いてある油脂が酸素や紫外線の影響でゆっくりと酸化していく酸化です。この自動酸化によって生じるのが過酸化脂質（ヒドロペルオキシド）です。この過酸化脂質の量を表すのが過酸化物価です。

ちなみに、油脂をフライパンにしく時や、天ぷらに使う時の酸化は自動酸化ではありませんよ。

◉カルボニル価は小さく切れた過酸化脂質の量を表す

天ぷらやフライなどで油脂を加熱した時、最初は過酸化物価がいくらか上昇しますが、その後だんだん過酸化物価は下がっていきます。代わりに上昇するのが**カルボニル価**です。熱をかけると過酸化脂質（ヒドロペルオキシド）がブチブチと切れて小さくなっていくのですが、このブチブチ切れたもの（アルデヒドやケトンなど）の量を表すのがカルボニル価です。

◉酸価はトリグリセリドから切り離された脂肪酸の量

酸価も油脂の劣化の指標です。油脂（トリグリセリド）は、グリセロールに脂肪酸が3個エステル結合したものなんですが、酸化が進むとこの脂肪酸がブチブチと切り離されてしまいます。この「トリグリセリドから切り離された脂肪酸の量」を表したものが酸価です。

ヨウ素価　油脂の二重結合がたくさん→ヨウ素価が高い

ケン化価　油脂の分子量が大きい→ケン化価が小さい

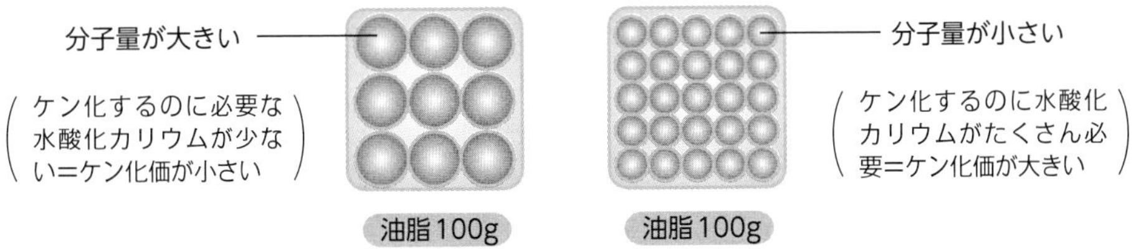

過酸化物価　油脂の自動酸化の指標で、過酸化脂質（ヒドロペルオキシド）の量を表す

カルボニル価　油脂の熱酸化の指標で、過酸化脂質（ヒドロペルオキシド）がブチブチと切れて小さくなってしまったもの（アルデヒド）の量を表す

酸価　油脂の劣化の指標で、トリグリセリドから切り離された脂肪酸（遊離脂肪酸）の量を表す

問題

①油脂の自動酸化によって上昇する値は？
②脂肪酸の二重結合の数が多くなると、ヨウ素価はどうなる？
③油脂の分子量が大きくなると、ケン化価はどうなる？

答え

①過酸化物価
②大きくなる
③小さくなる

第6章

ちょっと理解しにくい項目や栄養政策などを勉強しよう

いよいよ最後の章です。試験までもう少し、気持ちを引き締めていきましょう！　この章では、ここまでに解説できなかったことのうち、国家試験でよく出されるテーマについて解説します。主に法律や調査方法など、きちんと勉強しようとすれば大変なものが多いですが、ここでは要点に絞って勉強していきますよ。

第81講　食事バランスガイド
第82講　健康のための色々な政策①
第83講　健康のための色々な政策②
第84講　特定健診・特定保健指導
第85講　疫学や調査の進め方
第86講　危険度とオッズ比
第87講　敏感度と特異度
第88講　食事摂取量の測定法
第89講　損益分岐点
第90講　細胞のお話

第81講　食事バランスガイド

栄養教育論

今日は食事バランスガイドについてのお話です。食事バランスガイドはご存知ですか？「コマの上で人が走っている」あれです。ちなみに、食事バランスガイドは厚生労働省と農林水産省の2省で作成したものですから、これも覚えておいてくださいね。

◉食事バランスガイドのコマは1日分の食事の目安を示したもの

食事バランスガイドのコマは1日分の食事の目安を示したものです。コマの上から**「主食」「副菜」「主菜」「牛乳乳製品・果物」**、軸が**「水とお茶」**、ヒモがお菓子などの**「嗜好品」**を表しています。

ここでのポイントは、「主食」の下に「主菜」がくるのではなく、「主食」の下に「副菜」がくるということです。「主菜」よりも「副菜」をたくさん食べましょうね、ということなんですよ。

食事バランスガイド（厚生労働省、農林水産省の2省で作成）

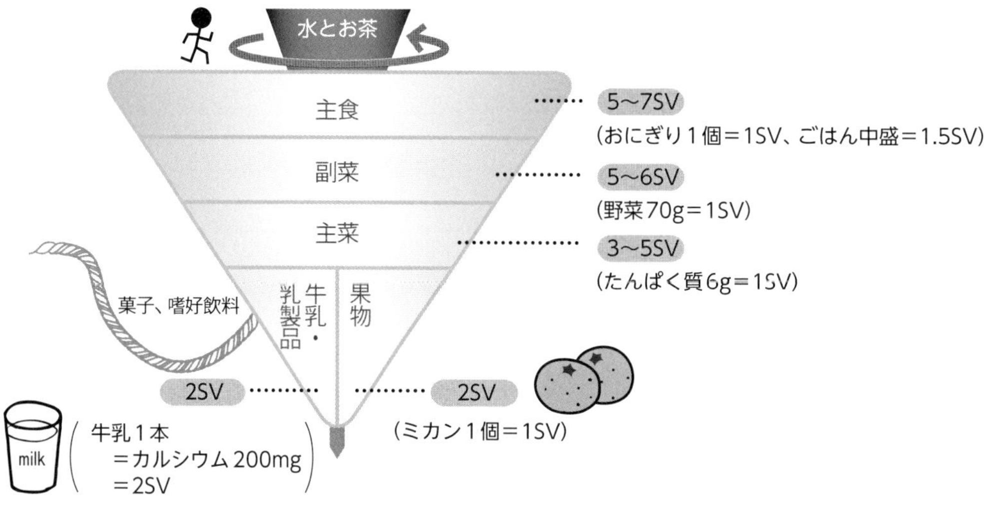

◉肉や魚だけでなく、卵や大豆も「主菜」に入る

コマの中身について以下に書き出してみます。まずは「なるほど」と思いながらご覧になってください。ちなみにSVというのはサービングの略で、食事バランスガイドで用いる単位です。かっこ内の数字は1日に摂取する好ましい量ですよ。

- **主食（5～7SV）**：ごはん・パン・麺　←糖質が多いもの
- **副菜（5～6SV）**：野菜・いも・きのこ・海藻　←ビタミン・ミネラルが多いもの
- **主菜（3～5SV）**：肉・魚・卵・大豆　←たんぱく質が多いもの
- **牛乳乳製品（2SV）**
- **果物（2SV）**

ここでのポイントは、肉や魚だけでなく、卵や大豆が「主菜」に入っているということです。つまり、納豆や冷奴、出し巻き卵なども「主菜」に入るということです。納豆なんて何となく「副菜」に入りそうですが、「主菜」なんですよ。

◉おにぎり1個で1SV

ここでは1SVはどのくらいかを説明します。イメージしながら覚えてくださいね。

- **主食**：おにぎり1個で1SV、ごはん中盛で1.5SV
- **副菜**：小鉢1個で1SV（野菜70g程度）
- **主菜**：たんぱく質6gで1SV（親子丼に使われる鶏肉を全部たべたら2SV程度）
- **牛乳乳製品**：牛乳1本で2SV（これでカルシウム200mg程度）
- **果物**：みかん1つで1SV、りんご半分で1SV

問題

①食事バランスガイドを策定したのは何省？
②納豆の小鉢は、副菜？　主菜？　どちらでもない？
③牛乳は、副菜？　主菜？　どちらでもない？
④副菜は野菜でいうと何グラム程度？

答え

①厚生労働省と農林水産省
②主菜
③どちらでもない
④70g

第82講　健康のための色々な政策①

社会・環境と健康　公衆栄養学

今日は、健康増進法以外の政策として、食育基本法、母子保健法、地域保健法について勉強しましょう。食育基本法とは名前の通り食育に関する施策の基本となる事項を定めたもの、母子健康法はお母さんと赤ちゃん・幼児の健康のために定められた法律、地域保健法は地域住民の健康のために定められた法律です。すべて名前の通りですね。

◉食育基本法は食育を推進するための法律

食育基本法は名前の通り食育を推進するための法律です。「食べ物に感謝しましょう」「伝統的な食文化を尊重しましょう」「地域ぐるみで食育を推進しましょう」などなど、「そりゃぁそうでしょう！　そうしましょうよ！」というようなことが基本理念です。

また、「食育に興味を持っている国民を90％以上にしよう」「1日に1回以上は家族で一緒に食事をしよう」「子どもの朝食の欠食を0にしよう」「学校給食で国産の素材を80％以上使おう」などの色々な数値目標が設定されていることも特徴です。

食育基本法に基づいて作成されたのが**食育推進基本計画**です。農林水産省が頑張っています。食育推進基本計画の作成が義務化されているのは国で、都道府県・市町村は努力義務となっています。

◉母子保健法はお母さんと赤ちゃん・幼児の健康を守るための法律

母子保健法は基本的には、お母さんと赤ちゃん・幼児の健康を守るための法律なのですが、母子保健活動の1つである「健やか親子21」では、お母さんと赤ちゃん・幼児だけでなく思春期の子どもの健康問題（喫煙をなくす・自殺を減少させる・性感染症を減少させる・肥満時を減らす）についても取り組んでいます。

ここで、母子保健法に基づく都道府県と市町村の仕事について簡単にまとめておきます。都道府県（保健所）の仕事は先天性代謝異常検査などの専門的なサポートなどです。市町村（市町村保健センター）はそれ以外の仕事をしています。母子健康手帳の交付や健康診査の実施などは市町村のお仕事ですね。

◉地域保健法は保健所などに関係する法律

地域保健法はもともと保健所法といわれる法律でした。というわけで、地域保健法は保健所などに関係する法律であることがイメージできますね。ここで覚えておきたいのは、保健所と市町村保健センターの違いです。

保健所というのは地域保健法に基づいて、都道府県・政令指定都市・中核市・特別区などが設置します（設置義務あり）。特に専門的な知識や技術を必要とする栄養指導を行うため、センター長は原則医師というのが特徴です。また、健康危機管理の中核的な機能を担っており、特定給食施設の指導を行うのも保健所なんですよ。食中毒が発生した時には、医師は24時間以内に保健所に届け出る必要がありますし、検査用の保存食2週間分を保健所に提出する必要があります。また、人口動態統計や感染症対策なども行います。

市町村保健センターも保健所と同様に地域保健法に基づいて設置されますが、設置するのは名前の通り市町村です。ざっくりした言い方になってしまいますが、保健センターは「健康づくりを促進しよう！」という機関で、保健所よりも身近なサービスを提供している感じです。健康相談や栄養指導・運動指導、母子・老人保健などの検診も行います。ちなみに、市町村保健センターは市町村に必ずあるわけではありませんよ（設置義務はない）。

▶保健所と市町村保健センターの違い

	保健所	市町村保健センター
法律	地域保健法	地域保健法
仕事	専門的な知識や技術の提供を行う 人口動態統計 伝染病の予防など 特定給食施設の指導	住民に身近なサービスを提供 健康相談 栄養指導 母子・老人保健など
設置場所	都道府県 政令指定都市 中核市 特別区	市町村（設置義務はない）

✿ 問題

①食育基本法では、都道府県に食育推進計画の策定が義務付けられている。○か×か？

②健やか親子21では、思春期の子どもの健康問題にも取り組んでいる。○か×か？

③保健所および市町村保健センターは、健康増進法に基づいて設置されている。○か×か？

④市町村保健センターは、特定給食施設に対する指導を行っている。○か×か？

✿ 答え

①×

②○

③×

④×

第83講　健康のための色々な政策②

社会・環境と健康　公衆栄養学

今日は、介護保険法、産業保健に関する法律（労働安全衛生法など）、学校保健安全法について解説をします。介護保険では介護保険制度、労働安全衛生法では三管理、学校保健安全法では健康診断と伝染病による出席停止や学級閉鎖に重点を置いて勉強しましょう。

◉介護保険制度は介護保険法に基づいた制度

介護保険の保険者は市町村および特別区です。ですから、要介護認定の申請も市町村の窓口で行いますし、要介護認定を行うのも市町村長ですよ。

介護保険の被保険者は、第1号と第2号に分けられます。第1号は65歳以上の者、第2号は40～64歳の医療保険加入者です。

保険者と被保険者って何となくわかりにくいでしょうか？　ざっくりいうと、助けてくれる人が保険者、助けてもらう人が被保険者です。

介護保険における給付サービスは、介護給付と予防給付に分けられます。要介護に該当した場合には介護給付（施設サービス、居宅サービス、地域密着型サービス）が受けられます。要支援の場合には予防給付が受けられます。予防給付は、居宅サービスと地域密着型サービスのことで、施設サービスが含まれていないのがポイントです。

介護保険制度

・介護保険法に基づく
・実施主体：市町村（要介護認定の申請、認定など）

保険者	市町村	
被保険者	第1号	65歳以上
	第2号	40～64歳の医療保険加入者

◉労働安全衛生法では労働災害を予防するために3つの管理が定められている

産業保健に関する法律として労働安全衛生法について勉強しましょう。労働安全衛生法は労働災害を防止するための法律で、労働災害を予防するために3つの管理が定められています。作業環境管理、作業管理、健康管理です。これらをまとめて三管理といいます。

作業環境管理というのは快適な環境で働けるようにすることです。ざっくりいえば、「どんな工場や事務所の中で働くのか？」ということです。「ちゃんと換気（空調）がされているのか？」だったり、「危険な場所は自動化した方がいいかも？」というようなことが作業環境管理にあたります。

作業管理は、作業している人自身が努力できそうな予防法です。例えば、マスクをするとか、防護服を着るとか、有害物質との接触時間を短くするとか、そういうものが作業管理です。

健康管理は、労働者の健康管理です。健康診断などがこれにあたります。作業そのものから健康被害を受けないようにするのが作業管理で、健康管理は「作業環境管理や作業管理によって健康が守られているのか？」を調べるものです。

最後に**産業医**について覚えてしまいましょう。50人以上の職場では非常勤でも良いので1名の産業医が、1000人以上の職場では専属の産業医1名が必要です。

●学校保健安全法は幼稚園から大学までの生徒と職員のための法律

学校保健安全法の対象は幼稚園から大学まで（保育所は含まれない）、さらに、そこで働いている教職員も対象になります。

では、就学時健康診断と定期健康診断について勉強しましょう。

就学時健康診断は、小学校入学の4カ月前までに、市町村教育委員会が主体となって行います。就学時健康診断の目的は、「普通学級に進むか、特別支援学級に進むのか」を決めることです。定期健康診断は、毎年6月30日までに、学校長が責任者となって実施します。

次に、伝染病時の対応についてです。子どもがインフルエンザなどの伝染病にかかった時に、出席を停止させることができるのは学校長です。そして、インフルエンザなどが蔓延した時の学級閉鎖や学校閉鎖の権限を持っているのは学校設置者です。

問題

①要介護認定を行うのは、厚生労働大臣である。○か×か？

②工場において作業者がマスクをするのは、三管理の健康管理に該当する。○か×か？

③就学時健康診断は、小学校入学後3カ月以内に実施する。○か×か？

④インフルエンザの流行に伴い、学級閉鎖を実施する権限を有しているのは学校医である。○か×か？

答え

①×

②×

③×

④×

第84講 特定健診・特定保健指導

社会・環境と健康　公衆栄養学

今日は特定健診と特定保健指導についてのお話（いわゆるメタボ健診についてのお話）です。特定健診というのは特定健康診査のことで、この診査で「生活習慣病のリスクが高いよ〜」と診断されると、特定保健指導を受けることになります。

◉特定健康診査はメタボリックシンドロームを早期発見するための健診

被用者保険と国民健康保険の保険者に対して「メタボリックシンドロームを早期発見するために、40〜74歳の被保険者に対して必ず健康診査を実施してください」というのが、**特定健康診査**です。被用者保険というのは会社員や公務員が入る保険、国民健康保険は自営業の人やアルバイトの人が入る保険、という風に考えてくださいね。そしてもう1つ。保険者というのは働いている人ではなくて、雇っている人のことですよ。

特定健康診査には、メタボリックシンドロームの診断基準の検査以外にも、肝機能検査や検尿が含まれています。また、喫煙歴なども質問票でチェックされます。

メタボリックシンドロームの基準については第42講で勉強しましたが、軽く復習しておきましょう。まずは、ウエスト周囲径が男性で85cm以上、女性なら90cm以上、これを満たした上で、以下の項目3つのうちの2つ以上が当てはまるとメタボリックシンドロームと診断されます。

①トリグリセリド150mg/dL以上またはHDL40mg/dL以下。
②血圧：収縮期血圧130mmHg、拡張期血圧85mmHgどちらか1つでも超えている。
③空腹時血糖値110mg/dL以上。

ちなみに、特定健康診査は、**高齢者の医療の確保に関する法律（高齢者医療法）**に基づいて行われているんですよ。これも覚えておきましょう。

◉生活習慣病のリスクが高いと診断されたら受ける特定保健指導

特定健康診査で、メタボリックシンドロームの診断基準、喫煙歴、BMIなどから判断して「生活習慣病のリスクが高いよ〜」と診断されると、医師、保健師、管理栄養士による**特定保健指導**を受けることになります。

40〜64歳までは、リスクが高いと**積極的支援**、そこまでリスクが高くない場合には**動機づけ支援**が行われます。一方で65歳以上では、リスクに関係なく動機づけ支援だけが行われます（65歳以上では積極的支援は行われません）。

積極的支援というのは、医師、保健師、管理栄養士などが直接的に関与して3〜6カ月間にわたって、対象者に行動変容が起こるように支援していくというものです。動機づけ支援は原則1回だけの支援です。

- 特定健康診査（メタボリックシンドロームの早期発見）

 対象：40〜74歳の被保険者

 根拠となる法律：高齢者の医療の確保に関する法律（高齢者医療法）

- 特定保健指導

 特定健康診査の結果から、対象者を階層化

 積極的支援：医師、保健師、管理栄養士などが3〜6ヶ月行動変容を支援
 動機付け支援：原則1回の支援
 情報提供レベル（保健指導対象外）

問題

①特定健康診査の対象となるのは、何歳から何歳まで？

②特定保健指導で積極的支援が行われるのは、何歳から何歳まで？

③積極的支援を実施する期間はどのくらい？

④メタボリックシンドロームの基準にLDLは含まれる？

答え

①40〜74歳

②40〜64歳

③3〜6カ月

④含まれない

第85講 疫学や調査の進め方

社会・環境と健康

今日は疫学のお話をします。疫学というのは「人間集団における疾病頻度の分布と、その決定要因を研究する学問」と定義されています。ざっくりいえば、「○○地域では△△という病気が多いけどなぜなんだろう？」を研究する学問です。疫学では、記述疫学→分析疫学→介入研究の順に研究を進めていくのが普通です。記述疫学、分析疫学、介入研究について1つずつ解説していきますね。

◉記述疫学の目的は仮説を立てること

記述疫学は、現状を観察し仮説を立てることを目的としています。例えば、ある街の住民のBMIと血圧を測定して「BMIが高い方が、血圧が高そうだ」ということを明らかにしたり（このように、ある1時点において疾病とその要因について明らかにする研究を横断研究といいます）、都道府県別の食塩摂取量と脳卒中の年齢調整死亡率の関連を調べて「食塩摂取量が多い方が脳卒中の年齢調整死亡率が高そうだ」ということを明らかにしたりする（このように、集団を単位として疾病とその要因について明らかにする研究を生態学的研究といいます。「集団を単位として」というのは、ここでは「都道府県別」ということですよ）のが記述疫学です。

記述研究では、なかなか興味深いことを明らかにすることもできますが、ある1時点での結果ですし、他にも疾病の要因があるかもしれませんので、得られた知見はあくまでも仮説なんですよ。

◉分析疫学はコホート研究と症例対照研究に分けられる

分析研究は、コホート研究と症例対照研究に分けることができます。

コホート研究は基本的には前向き研究です。前向きというのは、ざっくりいうと「未来に向かって」ということです。例えば、ある集団を喫煙者と非喫煙者に分けて、その後何年かにわたって肺がんの発生状況を追跡していく研究などを、コホート研究といいます。

一方、**症例対照研究**は後向き研究です。「過去を振り返って……」という感じですね。例えば、ある集団を肺がんに罹患したことのある人と肺がんに罹患したことのない人に分けた後、「過去に喫煙の習慣があったかどうか？」を調べていくのが、症例対照研究です。

コホート研究と症例対照研究を比べると、コホート研究の方が信頼性は高いのですが、費用も時間もかかるのが特徴です。また、コホート研究は、まれな疾患には向いていません。なぜなら、ある集団から1人もその疾患にかかる人が現れない可能性もあるからです。

もう1つ、覚えておきましょう。コホート研究は相対危険度・寄与危険度が計算可能です。一方、症例対照研究では、相対危険度は近似値としてオッズ比を求めることが可能ですが、寄与危険度の計算はできません。相対危険度と寄与危険度については明日第86講で勉強しましょう。

◉介入研究で因果関係を直接証明できる

介入研究の基本は、人を対象にした無作為化比較対象試験（RCT：Randomized Controlled Trial）です。乱数表を用いてランダムに介入群と対照群に分けた後、介入群には試験薬を、対照群には偽薬（Placebo：プラシーボ）を投与します。試験対象者に対しては、自分が介入群なのか対照群なのかわからないように配慮します。また、介入研究は人を対象としているので、インフォームド・コンセント（研究者と対象者との間で、情報を十分に共有して、納得した上で研究を始めること）が必要なことも覚えておきましょう。

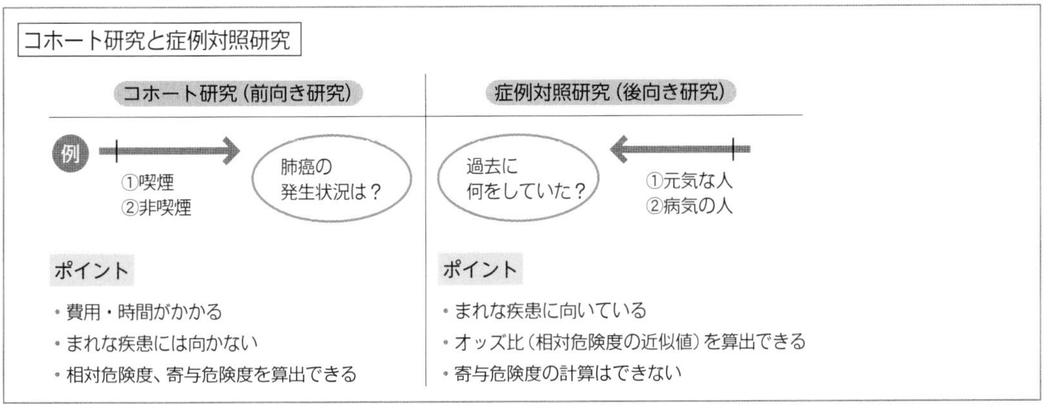

◉「症例対照研究＞コホート研究＞介入研究」の順にバイアスが小さい

研究のバイアスの大きさについて押さえておきましょう。バイアスというのは研究者の「手心」みたいなものです。「こんな風な結果が出たらいいな～」とか思って研究をしたら、ほんの少しかもしれませんが、どうしてもそうなるように研究を進めてしまいますよね。これをバイアスといいます。バイアスが小さい方が良いんです。

このバイアスは、「症例対照研究＞コホート研究＞介入研究」の順に小さくなります。

問題

①記述疫学の1つで、ある1時点において疾病と原因との関係を明らかにする研究は？
②コホート研究と症例対照研究では、どちらがデータの信頼性が高い？
③まれな疾患に向かないのは、コホート研究？　症例対照研究？
④放射性物質の健康への影響を調べるのに適しているのは、何研究？

答え

①横断研究
②コホート研究
③コホート研究
④コホート研究

第86講 危険度とオッズ比

社会・環境と健康

昨日第85講で「コホート研究は相対危険度・寄与危険度が計算可能」「症例対照研究では相対危険度は近似値としてオッズ比を求めることが可能だが、寄与危険度の計算はできない」とお話しました。ところで、相対危険度とか寄与危険度、オッズ比というのは何なんでしょうか？

◉相対危険度は、ある因子に曝露された人が何倍病気になりやすいのかを表す

相対危険度というのは、「ある因子に曝露された人が、ある因子に曝露されていない人の何倍病気になりやすいのか？」を表したものです。

例えば、たばこを吸っている人（曝露）が肺がんになる確率が10%、たばこを吸っていない人（非曝露）が肺がんになる確率が2%だとしますよね。そうすると、相対危険度は10÷2で5となります。「たばこを吸っている人は吸っていない人に比べて5倍肺がんになりやすい」という意味です。

◉寄与危険度は、病気になる人がどれくらい増えるかを表す

寄与危険度は、ある因子に曝露された人が病気になる確率から、ある因子に曝露されていない人が病気になる確率を引いたものです。

例えば、たばこを吸っている人が肺がんになる確率が10%、たばこを吸っていない人が肺がんになる確率が2%だとしますよね。そうすると、寄与危険度は10－2で8%となります。「たばこを吸うことで、ある集団において肺がんになる人が8%増える」という意味です。

◉オッズ比は丸暗記してしまおう

症例対照研究では、相対危険度の近似値として、**オッズ比**を求めることが可能です。では、オッズ比とはどういうものでしょうか？

まずは下の図をみてください。

	病気	元気
曝露あり	A	C
曝露なし	B	D

オッズ比は（A/B）/（C/D）で表されます。

例えば、たばこを吸っていて肺がんの人が10人（A）、たばこを吸っていても肺がんでない人が90人（C）、たばこを吸っていなくても肺がんの人が2人（B）、たばこを吸っていなくて肺がんでない人が98人（D）とすると、(10/2) / (90/98) で表されます。

	病気（肺がん）	元気
曝露あり（たばこ）	10	90
曝露なし	2	98

オッズ比はあまり深く考えると何がなんだかわからなくなってしまうかもしれませんね。まずは、図をみながら丸暗記してしまいましょう。

問題

①オッズ比は何の近似値として求められる値？
②相対危険度も寄与危険度も求められるのはコホート研究？　症例対照研究？
③ある因子に曝露されることによって、曝露されない時の何倍病気になりやすいかを表すのは相対危険度？　寄与危険度？

答え

①相対危険度
②コホート研究
③相対危険度

第87講 敏感度と特異度

社会・環境と健康

今日はスクリーニング検査における敏感度、特異度、それから偽陰性、偽陽性について説明します。スクリーニング検査はふるい分け検査ともいい、学校や職場で行われる健康診断などで「病気の可能性が高い人をふるい分ける」ための検査のことですよ。

◉偽陰性と偽陽性は、うその結果

偽陰性と偽陽性は言葉から想像できそうですね。**偽陰性**というのはうその陰性ですから、本当は病気なのに「大丈夫だよ」(陰性) という結果が出てしまうことです。一方で、**偽陽性**というのはうその陽性ですから、本当は元気なのに「病気かもよ」(陽性) という結果が出てしまうことです。

この原稿を書いているのは2020年11月なのですが、新型コロナウイルスの影響でPCR検査という検査が有名になりました。PCR検査でも度々、偽陰性や偽陽性が問題になっていますね。検査結果は100%正しいわけではないんです。ちなみに、PCRはPolymerase Chain Reactionの略で、まぁ、要するに、遺伝子を2倍2倍にどんどん増やす技術のことですよ。

◉敏感度（感度）と特異度は検査の正確さを示す

敏感度と特異度は言葉から想像するのが難しそうです。そこで下の図をご覧ください。

	病気	元気
検査で陽性	敏感度	偽陽性率
検査で陰性	偽陰性率	特異度
	敏感度と偽陰性率を足したら1	偽陽性率と特異度を足したら1

どうですか？　まずは、先ほど解説した偽陰性と偽陽性を確認してみてくださいね。偽陰性が「病気なのに検査で陰性」、偽陽性が「元気なのに検査で陽性」であることがわかると思います。

図からわかる通り、**敏感度**というのは病気の人を「病気ですよ！」という確率のことです。病気の人を病気という確率が高い方が良いに決まっていますから、敏感度が高いスクリーニング検査は良い検査ですよね。

特異度というのは、元気な人を「元気だよ！」という確率のことです。元気な人を元気という確率が高い方が良いに決まっていますから、特異度が高いスクリーニング検査は良い検査ですよ。

スクリーニング検査の問題が出たら、ぜひ前のページの図を書いてみてくださいね。

ちなみに、敏感度、特異度、偽陰性率、偽陽性率というのはすべて百分率で表されます。70%だったら0.7、25%だったら0.25です。そして、敏感度＋偽陰性率＝1、偽陽性率＋特異度＝1となることもあわせて覚えておいてください。

敏感度＋偽陰性率＝1というのは、実際に病気の人達が検査に行った時に陽性になる確率と陰性になる確率を足したら100%になるという意味です。当たり前のことなんですが、式にされるとちょっとややこしい感じがしますね。

ちなみに、**偽陽性率＋特異度＝1**というのは、元気な人達が検査に行った時に陽性になる確率と陰性になる確率を足したら100%になるという意味です。当たり前なんです。

問題

①「敏感度＋特異度＝1」は○か×か？

②「敏感度＋偽陽性率＝1」は○か×か？

③「敏感度＋偽陰性率＝1」は○か×か？

④「特異度＋偽陽性率＝1」は○か×か？

答え

①×

②×

③○

④○

第88講 食事摂取量の測定法

公衆栄養学

いよいよ88講です。今日を含めて残り3講ですよ。さてさて、今日は食事摂取量の測定法、それから国民健康・栄養調査について解説をします。食物摂取頻度調査法、24時間思い出し法、陰膳法、秤量法について、それぞれの特徴をしっかり把握しておきましょうね。

◉食物摂取頻度調査法は、食品リストを用いる方法

食物摂取頻度調査は、食品リストを用いて、どんなものをどのくらいの頻度で食べたのかを回答してもらう方法です。アンケート形式のような感じですから、簡便でコストもかからず、1度にたくさんの人を調査することができます。ただ、集計がめんどうなのが欠点です。

半定量食物摂取頻度調査というのもあります。これは、各食品に対して普通の摂取量を示し、「この量よりも多めに食べているのか？　少なめなのか？　同程度なのか？」をアンケート形式で回答してもらう方法です。

◉24時間思い出し法は、24時間以内に摂取した食べ物を思い出す方法

24時間思い出し法は、その名の通り24時間以内に摂取した食べ物を思い出す方法です。こうやって、名前から意味を想像してみることはとても大切ですよ。

24時間思い出し法は面接方式で行われますので、一度にたくさんの人の食事摂取量を把握したい時には向いていません。また、面接方式ですので面接者の高い技術が必要です。その他、調査対象者への負担は少ないこと（調査者の負担は大きい）、個人個人の記憶に依存するところがあるため正確な摂取量を把握するのは難しいことなどが、24時間思い出し法の特徴です。高齢者や子どもには向いていないかもしれないですね。

◉陰膳法は、影武者法？

隠膳法は、その名の通り（？）食事の影武者を立てる方法です。調査対象者が食べたものと同じものを作って、それを化学分析します。正確なことは正確なのですが、お金と手間がかかるのが難点です。

◉秤量法は国民健康・栄養調査で用いられている方法

秤量法（食事記録法の1つ）は国民健康・栄養調査で用いられている方法です。秤量法という名前の通り、食物の調理前後と、食べる前後の重さを測定してもらう方法です。正確であることには違いないのですが、お金も手間もかかるのが難点です。

国民健康・栄養調査というのは健康増進法に基づいて実施される調査で、国民の身体状況（身

長や体重、血圧など)、栄養摂取状況、生活習慣(喫煙や飲酒など)が調査されます。調査地区は厚生労働大臣が、調査世帯は知事が指定します。実際に調査にあたるのは、医師、管理栄養士、保健師、その他のもの、という風に決められており、知事が任命します。

食物摂取頻度調査 何をどのくらいの頻度で食べているか？(栄養素の摂取量は推定できない)	・簡単、低コスト ・思い出しバイアスがかかる ・自己記入式 
24時間思い出し法 前日に摂取した食事を聞き取り記入	・面接者の負担が大きい (調査対象者の負担は小さい) ・思い出しバイアスがかかる ・面接方式 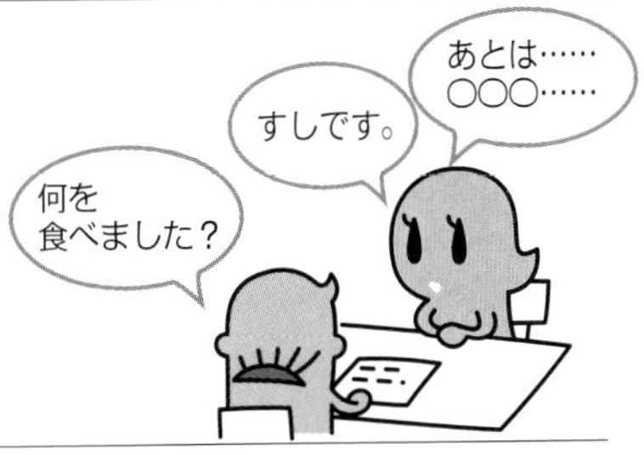
陰膳法 調査対象者が食べたものを作って化学分析	・正確 ・コスト、手間がかかる
秤量法 食べたものの重量をすべて量る	・国民健康・栄養調査で用いられている ・正確 ・コスト、手間がかかる 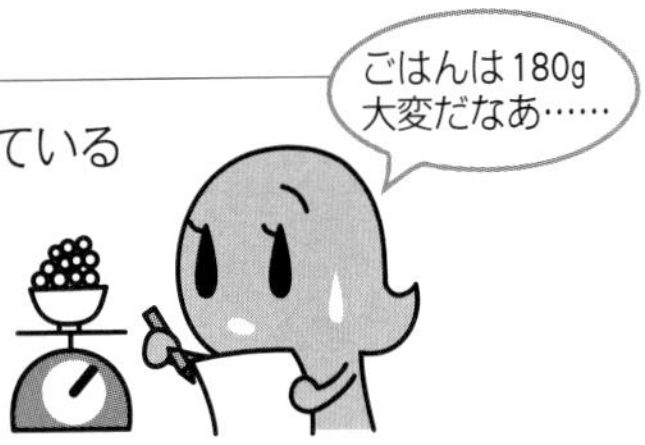

❀ 問題

①国民健康・栄養調査で用いられている食事調査は？

②調査対象者が摂取した食事と同じものを準備して化学分析を行う食事調査は？

③一度に多くの対象者の調査が可能なのは、食物摂取頻度調査法？　24時間思い出し法？

❀ 答え

①秤量法

②陰膳法

③食物摂取頻度調査法

第89講　損益分岐点

給食経営管理論

給食経営で儲けるために基本となるお話をします。儲けるというと聞こえが悪いかもしれませんが、利益を上げないことには経営が成り立ちませんもんね。今日お話するのは、原価について、損益分岐点について、そしてABC分析です。

◉原価＝食材料費＋労務費＋経費

給食経営における原価は、食材料費、労務費、経費から成ります。

食材料費というのは、その名の通り給食の食材料にかかる費用のことです。

労務費は、誰かに働いてもらうためにかかる費用です。賃金やボーナス、退職金、住宅手当や通勤手当などの手当、福利厚生費などが労務費に含まれます。

経費は、光熱費、キッチンペーパーや割り箸などの消耗品費、どこかが壊れてしまった時の修繕費などです。働いている人の健診や検便の費用も経費に含まれます。

◉損益分岐点は損もしないけれど利益もでない点

損益分岐点というのは、その名の通り、損もしないけれど利益も出ないという点のことです。

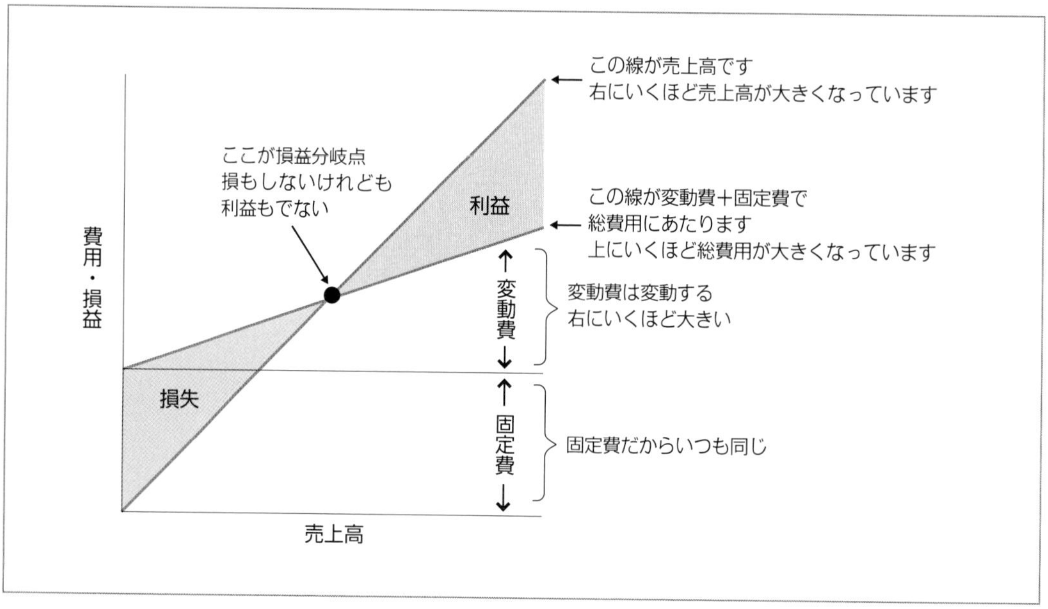

給食経営に関わる総費用は固定費と変動費から成りますが、売り上げが固定費＋変動費とイコールになった点（売上高線と総費用線の交点）が損益分岐点（利益も出ないし損もしない）ですよ。

固定費は従業員（パート従業員は含まない）の給与など、変動費は食材料費（調味料を含む）、消耗品、パート従業員の人件費などです。ちなみに、光熱水費については、基本料金は固定費で使用量は変動費ですよ。

◉ABC分析を用いることで食材料費を下げることができる

食材料費を例に挙げて説明します。

食材料を使用頻度の高い順にAグループ、Bグループ、Cグループに分けます。Aグループはとてもよく使う食材（70～80％）、Bグループは時々使う食材（15～25％）、Cグループはほとんど使わない食材（5％以下）です。

そして、Aグループについて食材原価を下げるように努力しましょう。そうしたら効率よく食材料費を抑えられますよね、というのがABC分析です。

問題

①従業員の住宅手当は、労務費？　経費？

②光熱水費は、固定費？　変動費？

③パート従業員の給与は、固定費？　変動費？

答え

①労務費

②基本料金は固定費、使用量は変動費

③変動費

第90講 細胞のお話

人体の構造と機能

いよいよ最終講です。最終講では細胞のお話を2つします。1つ目は細胞小器官のお話です。細胞小器官とはミトコンドリアやリボソームなどのことです。2つ目は上皮細胞のお話です。扁平上皮とか移行上皮とか聞いたことがあると思いますが、なかなか覚えられませんよね。このあたりについて今日は勉強しましょう。

◉細胞小器官、まずはミトコンドリア、リボソーム、粗面小胞体、リソソームを覚える

細胞小器官で覚えておいた方が良いのは、ミトコンドリア、リボソーム、粗面小胞体、リソソームです。

ミトコンドリアといえば、酸素を使ってエネルギー（ATP）を作る場所ですよね。TCA回路や脂肪酸のβ酸化などが進行するのがミトコンドリアのマトリクス、TCA回路やβ酸化で集められた水素イオンの濃度勾配を利用してATPを産生する場所がミトコンドリアの内膜ですよ。

リボソームはたんぱく質を作る場所です。いいかえれば、mRNA（メッセンジャーRNA）とtRNA（トランスファーRNA）が出会う場所ですね。mRNAというのはDNA上に書き込まれているたんぱく質の設計図をコピーしたもの、tRNAはmRNAに書き込まれているたんぱく質の設計図に従ってアミノ酸を連れてくるアミノ酸の運び屋さんです。この、リボソームがくっついている小胞体を**粗面小胞体**といいます。

ところで覚えていますか？　mRNAの3つの塩基によってアミノ酸が決められるのですが、この3つの塩基のことをコドン、これに対応するtRNAの3つの塩基のことをアンチコドンというんですよ。

そして、**リソソーム**は細胞内異物や老廃物を壊してくれる場所です。リソソームとリボソーム、名前が似ているので間違えないでください。

◉上皮細胞は丸暗記ではなく、その部位の機能からイメージする

扁平上皮というのは、名前の通り平べったい細胞です。物質の交換をしたいような場所（平べったいので物質の移動がしやすい）、例えば血管内皮や肺胞は**単層扁平上皮**です。

一方、物理的な刺激があるような場所、例えば口唇や口腔、食道、皮膚などは**重層扁平上皮**です。物理的な刺激によって、1枚めくれてしまっても、また1枚また1枚という感じの方が安心ですよね。

円柱上皮も、やはり名前の通り円柱の細胞です。立体的な細胞ですから、色々なものを分泌したり、吸収したりするような色々な機能が備わっています。胃や小腸などが円柱上皮です。

移行上皮はびろーんと伸びて欲しいような場所に存在しています。例えば、膀胱、尿管などです。

問題

①たんぱく質の合成をする細胞内小器官は？

②リボソームがくっついている小胞体は、粗面小胞体？　滑面小胞体？

③肺胞は、単層扁平上皮？　重層扁平上皮？

④大腸は、円柱上皮？　移行上皮？

答え

①リボソーム

②粗面小胞体

③単層扁平上皮

④円柱上皮

コラム⑥　国家試験に合格した後のこと

無事管理栄養士国家試験に合格したら何をしたいか決まっていますか？　夢はありますか？　小さな夢でもいいんです。「管理栄養士の資格手当で美味しいものを食べるぞ！」でも良いと思います。

ただ1つ大切なのは、資格はとったところがスタートだということです。どんな風に管理栄養士という資格を使うのかは人それぞれだと思いますが、資格をとってからもぜひ勉強を続けてください。今、皆さんは、「脂溶ビタミンは、ビタミンA、ビタミンD、ビタミンE、ビタミンKの4種類！」としっかり覚えていますよね。それぞれの役割についても覚えていると思います。でも、試験に合格した後に全然勉強しないと忘れてしまうかもしれません。脂溶性ビタミンを4つ言えない管理栄養士さんなんて嫌ですよね。

食という面から日本の健康を守れるのは管理栄養士さんだけだと思っています。元気な管理栄養士さんが日本にあふれれば、きっと元気な日本になるはずです。医療費だって削減できます。

繰り返しになってしまいますが、国家試験に合格したところがスタートです。合格したらもっともっと勉強をして、誇りをもって管理栄養士として活躍して頂けたらとてもうれしく思います。

用語索引

数字

Ⅰ型アレルギー 162
1型糖尿病 114, 154
1次構造 42
1秒率 109
24時間思い出し法 232
2型糖尿病 114
2次構造 42
2次性の高血圧 81
3次構造 42
4P 173
Ⅳ型アレルギー 163
4次構造 42
7α-水酸化酵素 39

欧文

ABC分析 235
ACE 97
AIDS 184
ATP 15
A型肝炎 184
BCAA 77
BMI 127
B型肝炎 184
cAMP 156
COPD 109, 153
C型肝炎 70, 184
DHA 26
DNA 164
EPA 26
E型肝炎 184
GABA 44
HDL 32
HMG-CoA還元酵素 38
IgA 135
IgG 162
IgM 162
LDL 32
MERS 184
n-3系 26
n-6系 26
n-9系 25
NADPH 22, 36
QOL 194
RNA 164
SARS 184
SGLT2阻害薬 149
SU 149
TCA回路 16
VLDL 32
α-1, 4グリコシド結合 13
α-1, 6グリコシド結合 13
αグルコシダーゼ阻害薬 149
αケトグルタル酸 43
α-リノレン酸 26, 27
β-1, 4グリコシド結合 13
β-カロテン 51
β酸化 34
γアミノ酪酸 44
γ-リノレン酸 26

あ行

相見積もり方式 175
アジソン病 96
アシドーシス 153
アシル-CoA 34
アスコルビン酸 55
アスパラギン酸 43
アセチル-CoA 16, 34, 38
アッセンブリーシステム 174
アドレナリン 93
アフラトキシン 182
アミグダリン 182
アミノカルボニル反応 204
アミノ酸 40
アミラーゼ 58
アミロース 12
アミロペクチン 12
アラキドン酸 26
アラニン 43
アリシン 207
アルカローシス 153
アルギニン 45
アルギノコハク酸 45
アルドステロン 79, 91
アルブミン 68, 83, 85
アロプリノール 149
アンギオテンシノーゲン 68, 97
アンギオテンシンⅠ 97
アンギオテンシンⅡ 97
アンギオテンシン変換酵素 97
胃 101
移行上皮 236
維持期 186
イソチオシアネート 206
イソロイシン 41
一次予防 194
一般競争入札方式 175
イノシン酸 166, 206
インクレチン関連薬 149
インスリン 47
インフルエンザ 184
ウィルソン病 134
ウェルシュ菌 179
右心室 107
右心不全 108
右心房 107
影響評価 190
エイコサペンタエン酸 26
栄養機能食品 198
栄養士 8
栄養士法 8
液性免疫 159
エストロゲン 141
エボラ出血熱 184
エマルジョン 208
エリスロポエチン 81, 106, 150
エルゴカルシフェロール 51
エルシニア 179
遠位尿細管 79
塩化ナトリウム 206
塩欠乏性脱水 112
円柱上皮 99, 236
エンテロトキシン 179
黄色ブドウ球菌 179
黄体形成ホルモン 141
黄体ホルモン 141
黄疸 71, 73
オカダ酸 182
オキサロ酢酸 43
オキシトシン 98
オッズ比 228
オペラント強化法 187
オルニチン 45
オルニチン回路 45, 69
オレイン酸 25
オロト酸 166

か行

介護保険 222
解糖系 15
介入研究 227
潰瘍性大腸炎 103
カウプ指数 127, 138
過換気症候群 153
可逆反応 44
隠膳法 232
過酸化物価 214
ガストリン 61
学校保健安全法 223
褐色細胞腫 96
果糖 210
過敏性腸症候群 103
カフェイン 206
カプサイシン 206
カミサリーシステム 174
ガラクトース 210
ガラクトース血症 133
カリウムイオン 157
加リン酸分解 19
カルシウムイオン 156
カルシウム拮抗薬 149
カルシウム蓄積速度 139
カルシトニン 88, 89
カルニチン 35
カルボキシ基 35
カルボニル価 215
肝硬変 70
冠状動脈 107
間食 138
関心期 186
間接ビリルビン 73
肝臓 18, 21, 32, 45, 52, 60, 66, 68
カンピロバクター 178
管理栄養士 8
管理栄養士国家試験 9
偽陰性 230
飢餓 154
規格基準型 199
企画評価 190
記述疫学 226
基礎代謝量 146
キナーゼ 58
基本五味 206
キモトリプシン 58
逆流性食道炎 99
狂犬病 184
狭心症 107
偽陽性 230
寄与危険度 228
巨赤芽球性貧血 54, 105
キラーT細胞 160
キロミクロン 30
近位尿細管 78
筋肉 18
グアニル酸 206
ククルビタシン 206
クッシング症候群 95
グリコーゲン 13, 18, 67, 210
グリセロール 24
クリミア・コンゴ出血熱 184
グルクロン酸回路 23
グルクロン酸抱合 69
グルコース 12, 210
グルコース6ホスファターゼ 19
グルコース6リン酸 16
グルコースアラニン回路 21
グルコマンナン 211
グルタミン酸 43, 44
グルタミン酸ナトリウム 206
クレアチニン 80
クレチン症 88, 133
クローン病 103
経過評価 190
経済評価 190
経腸栄養剤 87
桂皮酸メチル 207
血圧 97
血液透析 151
結核 184
結果評価 190
血漿膠質浸透圧 68
血清型 163
血糖値 12
ケトアシドーシス 115
ケトン体 35, 115
ゲル 208
ケン化価 214
嫌気的 179
健康管理 223
健康増進法 172, 195, 198
健康日本21 194
原発性アルドステロン症 95, 153
高エネルギーリン酸結合 15
後期ダンピング症候群 101
合計特殊出生率 196
甲状腺機能亢進症 88
甲状腺機能低下症 88
甲状腺刺激ホルモン 89
甲状腺刺激ホルモン放出ホルモン 89
甲状腺ホルモン 88, 155
酵素 57
酵素的褐変 204
好中球 159
高張性脱水 112
高尿酸血症 111
更年期 141
高密度リポたんぱく質 32
高齢者医療法 224
高齢者の医療の確保に関する法律 224
呼吸商 148
国勢調査 196
骨吸収 90
骨形成 90
骨粗鬆症 141
コバラミン 54
個別許可型 199
コホート研究 226
コリ回路 21
コレカルシフェロール 51
コレシストキニン 62
コレステロール 37
コレステロールの逆転送 32
コレラ 184
コンベンショナルシステム 174

さ行

細菌性赤痢 184
サイクリックAMP 156
再生不良性貧血 106
最大換気量 144
細胞質 16
サイロキシン 88, 155
サキシトキシン 182
作業環境管理 222
作業管理 223
酢酸イソアミル 207
左心室 107
左心不全 108
左心房 107
砂糖 210
サルベージ合成系 166
サルモネラ菌 178
酸価 215
産業医 223
三次予防 194
ジアシルグリセロール 156, 212
シガトキシン 182
糸球体 78
ジグリセリド 212
刺激統制法 186
自己免疫疾患 103
脂質 67, 135
脂質異常症 128
脂質二重膜 37
ジスルフィド結合 42
市町村保健センター 221
実行期 186
シトルリン 45
ジフテリア 184
脂肪酸 24
指名競争入札方式 175
社会訓練法 187
習慣拮抗法 187
集合管 79
重層扁平上皮 99, 236
純再生産率 196
準備期 186
条件付き特定保健用食品 199
脂溶性ビタミン 51
脂溶性ホルモン 155
小腸 31
症例対照研究 226
食育基本法 220
食育推進基本計画 220
食事バランスガイド 218
食事誘発性体熱産生 146
食道静脈瘤 70
食品摂取頻度調査 232
ショ糖 210
初乳 135
心筋梗塞 107
神経性食欲不振 139
ジンゲロン 206
人口静態統計 196
人口動態統計 196
腎症 116
心臓 107
腎臓 21, 45, 52, 78, 81
身体活動レベル 147
浸透圧 86
腎不全 154
シンポジウム 189
随意契約方式 175
推奨量 168
水素イオンの濃度勾配 16
水素結合 42
推定エネルギー必要量 169
推定平均必要量 168
水溶性ビタミン 53
水溶性ホルモン 155
スクロース 210
スタキオース 210
ステアリン酸 25
ステロイドホルモン 37, 91, 155
ステロイド薬 150
ストレッカー分解 205
スフィンゴミエリン 212
スルホニル尿素薬 149
スレオニン 41
成熟乳 135
セカンドメッセンジャー 156
赤筋 142

セクレチン 62
積極的支援 224
セルフモニタリング 187
セルロース 13, 211
セレウス菌 179
セロトニン 44
先天性副腎過形成症 134
早期ダンピング症候群 86, 101
総再生産率 196
相対危険度 228
相補性塩基対 165
粗面小胞体 236
ソラニン 182
ゾル 208
損益分岐点 234

た行

耐容上限量 168
ダイラタンシー 209
大量調理施設衛生管理マニュアル 176
単価契約方式 175
胆汁酸 38
単純性肥満 138
単層扁平上皮 236
たんぱく質 40
たんぱく漏出喪失性胃腸障害 86
チアゾリジン薬 149
チアミン 16, 53
地域保健法 220
チキソトロピー 209
腸炎ビブリオ 178
腸管出血性大腸菌 184
腸チフス 184
超低密度リポたんぱく質 32
直接ビリルビン 73
チロシン 41, 44, 133
痛風 111
低血糖 70
低たんぱく質高エネルギー食 76
低張性脱水 112
低密度リポたんぱく質 32
デオキシリボース 164, 210
鉄欠乏性貧血 105, 138
テトロドトキシン 182
デヒドロゲナーゼ 58
デンプン 210
動機づけ支援 224
糖原病 134
糖質 12, 76
糖質コルチコイド 91
糖新生 21, 67
痘そう 184
糖尿病 114
糖尿病性腎症 151
ドーパ 44
特異度 230
特定給食施設 172
特定健康診査 224
特定保健指導 224
特定保健用食品 198
特別用途食品 198
ドコサヘキサエン酸 26
トコフェロール 52
トリアシルグリセロール 212
鳥インフルエンザ 184
トリグリセリド 24, 212
トリプトファン 41, 44
トリヨードサイロニン 88, 155
トレオニン 41
トレハロース 210
ナイアシン 55

な行

内膜 16
ナトリウムイオン 157
ナトリウムカリウムATPアーゼ 157
ナメキノン 52
ナリンギン 206
南米出血熱 184
二次予防 194
乳糖 133, 135, 210
ニュートン流体 209
尿酸 166
尿素 166
尿素回路 45, 69
尿路結石 111
妊娠高血圧症候群 131
妊娠糖尿病 132
認知再構成法 187
ヌクレオチド 164
ネフローゼ 83
脳下垂体後葉 79, 97
ノナジエナール 207
ノロウイルス 181

は行

麦芽糖 210
白筋 142
橋本病 88
バズセッション 188
バセドウ病 88
バソプレシン 79, 97, 98
パネルディスカッション 188
パラチフス 184
パラトルモン 89
バリン 41
パルミチン酸 25
バレット食道 99
パントテン酸 55
反応妨害法 187
ビオチン 54
ビグアナイド薬 149
非酵素的褐変 204
ヒスタミン 44
ヒスチジン 41, 44
ビタミンB_1 16
ビタミンB_{12} 102
ビタミンB_6 44
ビタミンC 55, 144
ビタミンD 69, 82
ビタミンK 135
必須脂肪酸 27
ヒドロペルオキシド 214
病原性大腸菌 178
秤量法 232
ピリドキサール 54
ピリドキサールリン酸 54
ピリドキシン 54
ピリミジン塩基 165
ビリルビン 71
ピルビン酸 16, 43
敏感度 230
フィッシャー比 70, 77
フィブリノーゲン 69
フィロキノン 52
風疹 184
フェニルアラニン 41, 133
フェニルケトン尿症 133
フェブキソスタット 149
フォーラム 189
フォローアップミルク 136
副腎髄質ホルモン 93
副腎皮質ホルモン 91
腹水 70
腹膜透析 151
浮腫 71, 86
ブドウ糖 12, 210
プランクトン 182
プリン塩基 165
プリン体 111
フルクトース 210
ブレインストーミング 188
プロゲステロン 141
プロベネシド 149
分岐鎖アミノ酸 77, 133
分析研究 226
分泌型 163
ヘキサナール 207
ペスト 184
ヘスペリジン 206
ペプシン 58
ペプチド結合 40
ヘルパーT細胞 159
ベロ毒素 178
ペントースリン酸回路 22
扁平上皮 236
ボーマンのう 78
保健機能食品 198
保健所 220
母子保護法 220
ホスファターゼ 58
ホスファチジルイノシトール 212
ホスファチジルエタノールアミン 212
ホスファチジルコリン 212
ホスファチジルセリン 212
ボツリヌス菌 179
ホモシスチン尿症 133
ポリオ 184
ホルモン感受性リパーゼ 48
本態性高血圧 81

ま行

マールブルグ熱 184
マイコトキシン 182
膜消化 60
マクロファージ 159
麻疹 184
マジンドール 150
末梢神経障害 116
マトリクス 16, 34
マラリア 184
マルトース 210
マロニル-CoA 36
慢性閉塞性肺疾患 109, 153
ミカエリス定数 58
ミトコンドリア 16, 34, 236
ミネラルコルチコイド 91
無関心期 186
ムスカリン 182
メイラード反応 204
メープルシロップ尿症 133
メタボリンクシンドローム 126
メチオニン 41
メチオニン除去ミルク 133
メッツ値 147
目安量 168
メラノイジン 204
免疫グロブリンA 135
網膜症 116
目標量 169
モノアシルグリセロール 212
モノグリセリド 212
門脈 60, 66

や行

遊離脂肪酸 48
溶血性貧血 105
葉酸 54
ヨウ素価 214

ら行

ラクツロース 150, 210
ラクトース 210
ラクトフェリン 135
ラフィノース 210
卵胞刺激ホルモン 141
卵胞ホルモン 141
リシン 41
リジン 41
リソソーム 236
律速酵素 58
リノール酸 26, 27
リパーゼ 58
リボース 164, 210
リボース5リン酸 22
リボソーム 165, 236
リポたんぱく質 29
リポたんぱく質リパーゼ 31, 47
リボフラビン 53
リモネン 207
リン脂質 27, 37
リンパ管 66
レシチン 212
レチナール 51
レチノイン酸 51
レチノール 51
レディフードシステム 174
レニン 81
レンチオニン 207
ロイシン 41
労働安全衛生法 222
ロールプレイング 188
ローレル指数 127, 140

わ行

ワーファリン 149

■著者プロフィール

渡辺　睦行（わたなべ・なかみち）

- 静岡県立浜松北高等学校卒業。
- 東北大学農学部卒業。
- 東北大学大学院農学研究科にて学位取得（博士・農学）。
- 現職　昭和女子大学　食健康科学部　健康デザイン学科　准教授。食品学（基礎）・食品機能学などを担当。
- 日本栄養食糧学会などに所属。
- 好きなことは魚釣りで、苦手なことは人前でしゃべること、好きな食べ物は鮨で、好きな芸能人は東京03さんと高見沢俊彦さん。

■執筆協力

原　百合恵（はら・ゆりえ）

- 博士（学術）。
- 管理栄養士。
- 現職　玉川大学　農学部　先端食農学科　専任講師。栄養生理学などを担当。
- 日本栄養食糧学会などに所属。

いちばんやさしい
管《かん》理《り》栄《えい》養《よう》士《し》国《こっ》家《か》試《し》験《けん》合《ごう》格《かく》講《こう》座《ざ》
[第《だい》3版《はん》]

発行日　2021年 3月25日　第1版第1刷
　　　　2024年11月28日　第1版第9刷

著　者　渡辺《わたなべ》　睦行《なかみち》

発行者　斉藤　和邦
発行所　株式会社　秀和システム
〒135-0016
東京都江東区東陽2-4-2　新宮ビル2F
Tel 03-6264-3105（販売）Fax 03-6264-3094
印刷所　三松堂印刷株式会社　Printed in Japan

ISBN978-4-7980-6422-2 C3047